现代疾病临床护理实践

主 编 于爱清 高红波 陈 静 等

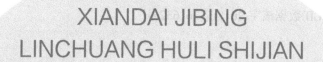

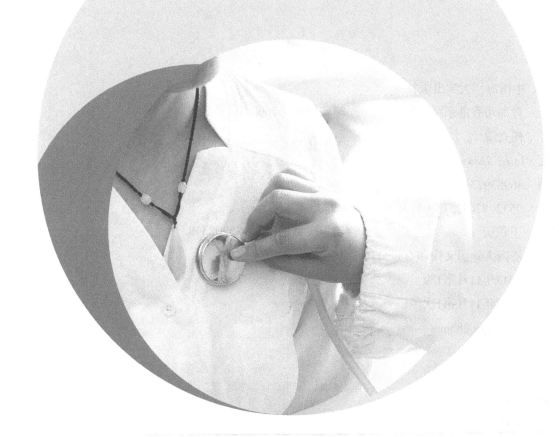

中国海洋大学出版社
CHINA OCEAN UNIVERSITY PRESS
·青岛·

图书在版编目（CIP）数据

现代疾病临床护理实践 / 于爱清等主编. — 青岛 : 中国海洋大学出版社, 2018.11

ISBN 978-7-5670-1382-7

Ⅰ.①现… Ⅱ.①于… Ⅲ.①护理学 Ⅳ.①R47

中国版本图书馆CIP数据核字(2018)第261632号

出版发行	中国海洋大学出版社			
社　　址	青岛市香港东路23号		邮政编码	266071
出 版 人	杨立敏			
出 版 人	http://www.ouc-press.com			
电子信箱	369839221@qq.com			
订购电话	0532-82032573（传真）			
责任编辑	王积庆		电　　话	0532-85902349
印　　制	济南大地图文快印有限公司			
版　　次	2018年11月第1版			
印　　次	2018年11月第1次印刷			
成品尺寸	210mm×285mm			
印　　张	9.25			
字　　数	341千			
印　　数	1~1000			
定　　价	108.00元			

发现印装质量问题，请致电15020003333，由印刷厂负责调换。

前言

近年来，护理学无论在基础理论研究方面，还是在临床实践方面，都已取得了长足的进展。随着生活水平的提高，人们对护理的质量要求越来越高，医务工作者必须不断学习新知识，掌握新技术，才能提高护理质量，缓解医患矛盾，促进社会更加和谐。编者参考大量国内外文献资料，结合国内临床实际情况，编写了本书。

本书首先详细介绍了护理学总论与介入导管护理等内容；其后介绍了常见临床疾病护理，如血液净化护理、美容整形护理及康复护理等。本书的编者从事本专业多年，具有丰富的临床经验和深厚的理论功底。希望本书能为护理工作者处理相关问题提供参考，本书也可作为医学院校学生和基层医生、护士学习之用。

编写过程中，由于作者较多，写作方式和文笔风格不一，难免存在疏漏和不足之处，望广大读者提出宝贵的意见和建议，谢谢。

编　者

2018 年 8 月

目 录

第一章 护理学总论 ... 1
第一节 护理质量管理的基本方法 ... 1
第二节 护理质量评价 ... 2
第三节 医院分级管理与护理标准类别 ... 6
第四节 医院安全 ... 9

第二章 介入术中紧急情况及处理 ... 14
第一节 术中常见紧急情况及相关因素 ... 14
第二节 动脉压力术中改变与处理 ... 15
第三节 术中低血压及处理 ... 16
第四节 术中高血压及处理 ... 18
第五节 术中心率改变及处理 ... 19
第六节 心律失常的处理 ... 20
第七节 心室颤动的处理 ... 20
第八节 心源性休克的处理 ... 21
第九节 急性心脏压塞的处理 ... 21

第三章 右心导管介入护理技术 ... 23
第一节 动脉导管未闭 ... 23
第二节 房间隔缺损 ... 27
第三节 室间隔缺损 ... 29
第四节 肺动脉瓣球囊扩张术 ... 31
第五节 二尖瓣球囊扩张术 ... 35
第六节 右心导管检查术 ... 39

第四章 介入围术期护理 ... 42
第一节 介入治疗术前检查 ... 42
第二节 冠状动脉造影及介入治疗护理 ... 43
第三节 射频消融术护理 ... 45
第四节 梗阻性肥厚型心肌病化学消融术护理 ... 46
第五节 先天性心脏病介入治疗护理 ... 47
第六节 永久起搏器植入护理 ... 48
第七节 介入治疗辅助装置及护理 ... 50

第五章 血液净化护理 ... 53
第一节 肝素抗凝护理 ... 53
第二节 小剂量肝素抗凝护理 ... 55
第三节 无抗凝剂透析护理 ... 56
第四节 低分子量肝素抗凝护理 ... 58
第五节 局部枸橼酸钠抗凝护理 ... 60

第六节　血液滤过与血液透析滤过护理 ………………………………………………… 62
　　第七节　血浆置换护理 …………………………………………………………………… 68
　　第八节　蛋白A免疫吸附护理 …………………………………………………………… 74
　　第九节　腹膜透析原理 …………………………………………………………………… 79
　　第十节　腹膜透析的护理 ………………………………………………………………… 82
　　第十一节　腹膜透析治疗操作流程 ……………………………………………………… 85
第六章　美容整形护理 ………………………………………………………………………… 89
　　第一节　组织代用品在整形美容外科中的应用及护理 ………………………………… 89
　　第二节　皮肤软组织扩张术的护理 ……………………………………………………… 90
　　第三节　头皮撕脱伤再植手术的护理 …………………………………………………… 93
　　第四节　先天性斜颈矫正手术的护理 …………………………………………………… 94
　　第五节　颈前部烧伤瘢痕挛缩与颌胸粘连松解手术的护理 …………………………… 95
　　第六节　外耳整形手术的护理 ……………………………………………………………100
　　第七节　睑外翻矫正手术的护理 …………………………………………………………102
　　第八节　上睑下垂矫正手术的护理 ………………………………………………………103
　　第九节　先天性小睑裂畸形矫正手术的护理 ……………………………………………104
　　第十节　眼窝再造手术的护理 ……………………………………………………………104
　　第十一节　面部除皱手术的护理 …………………………………………………………105
　　第十二节　重睑成形手术的护理 …………………………………………………………106
　　第十三节　唇裂修复术的护理 ……………………………………………………………107
　　第十四节　唇裂继发畸形矫正术的护理 …………………………………………………108
第七章　康复护理 ………………………………………………………………………………110
　　第一节　康复护理的基本概念 ……………………………………………………………110
　　第二节　康复护理理论在临床工作中的应用 ……………………………………………113
　　第三节　帕金森病的康复护理 ……………………………………………………………115
　　第四节　糖尿病的康复护理 ………………………………………………………………120
　　第五节　骨质疏松的康复护理 ……………………………………………………………127
　　第六节　类风湿关节炎的康复护理 ………………………………………………………131
参考文献 …………………………………………………………………………………………140

第一章

护理学总论

第一节 护理质量管理的基本方法

一、质量管理的基本工作

进行质量管理工作必须具备的一些基本条件、手段和制度，是质量管理的基础。护理质量管理也不例外。

首先，要重视质量教育，使全体人员树立"质量第一"的思想。质量管理教育包括两个方面：一是技术培训，二是质量管理的普及宣传和思想教育。通过教育要达到以下目的：①克服对质量管理认识的片面性，进一步理解质量管理的意义，树立"质量管理人人有责"的思想；②使每个护理人员掌握有关的质量标准、管理方法和质量管理的工具，如会看图表等；③使全体人员弄清质量管理的基本概念、方法及步骤。

除进行质量管理教育外，还要建立健全质量责任制，即将质量管理的责任明确落实到各项具体工作中，使每个护理人员都明白自己在质量管理中所负的责任、权力、具体任务和工作关系，在其位，任其责，形成质量管理的体系，并与奖惩制度联系起来。

二、质量管理的工作循环

全面质量管理保证体系运转的基本方式是以 PDCA（计划-实施-检查-处理）的科学程序进行循环管理的。它是 20 世纪 50 年代由美国质量管理专家戴明根据信息反馈原理提出的全面质量管理方法，故又称戴明循环。

（一）PDCA 循环的步骤

PDCA 循环包括质量保证系统活动必须经历的四个阶段八个步骤，其主要内容是如下。

1. 计划阶段（Plan）。计划阶段包括制定质量方针、目标、措施和管理项目等计划活动，在这阶段主要是明确计划的目的性、必要性。这一阶段分为四个步骤：①调查分析质量现状，找出存在的问题；②分析影响质量的各种因素，查出产生质量问题的原因；③找出影响质量的主要因素；④针对主要原因，拟定对策、计划和措施，包括实施方案、预计效果、时间进度、负责部门、执行者和完成方法等内容。

2. 执行阶段（Do）。执行阶段是管理循环的第五个步骤。它是按照拟定的质量目标、计划、措施具体组织实施和执行，即脚踏实地按计划规定的内容去执行的过程。

3. 检查阶段（Check）。第三阶段即检查阶段，是管理循环的第六个步骤。它是把执行结果与预定的目标对比，检查拟定计划目标的执行情况。在检查阶段，应对每一项阶段性实施结果进行全面检查、衡量和考查所取得的效果，注意发现新的问题，总结成功的经验，找出失败的教训，并分析原因，以指导下一阶段的工作。

4. 处理阶段（Action）。处理阶段包括第七、八两个步骤。第七步为总结经验教训，将成功的经验加以肯定，形成标准，以便巩固和坚持；将失败的教训进行总结和整理，记录在案，以防再次发生类似事件。第八步是将不成功和遗留的问题转入下一循环中去解决。

PDCA 循环不停地运转，原有的质量问题解决了又会产生新的问题，问题不断产生而又不断解决，如此循环不止，这就是管理不断前进的过程。

（二） PDCA 循环的特点

（1）大环套小环，互相促进。整个医院是一个大的 PDCA 循环，那么护理部就是一个中心 PDCA 循环，各护理单位如病房、门诊、急诊室、手术室等又是小的 PDCA 循环。大环套小环，直至把任务落实到每一个人；反过来小环保大环，从而推动质量管理不断提高。

（2）阶梯式运行，每转动一周就提高一步。PDCA 四个阶段周而复始地运转，而每转一周都有新的内容与目标，并不是停留在一个水平上的简单重复，而是阶梯式上升，每循环一圈就要使质量水平和管理水平提高一步。PDCA 循环的关键在于"处理这个阶段"，就是总结经验，肯定成绩，纠正失误，找出差距，避免在下一循环中重犯错误。

（三） 护理质量的循环管理

护理质量管理既是一个独立的质量管理系统，又是医院质量管理工作中的一个重要组成部分，因此，它是在护理系统内不同层次上的循环管理，也是医院管理大循环中的一个小循环。所以，护理质量循环管理应结合医院质量管理工作，使之能够纳入医院同步惯性运行的循环管理体系中。

我国大多数医院在护理管理中实施计划管理，即各层次管理部门有年计划、季计划、月安排、周重点，并对是否按计划达标有相应的检查制度及制约措施。

各护理单元及部门按计划有目的地实施，护理各层管理人员按计划有目的地检查达标程度，所获结果经反馈后及时修订偏差，使护理活动按要求正向运转。具体实行时可分为几个阶段。①预查，以科室为单位按计划、按质量标准和项目对存在的问题进行检查，为总查房做好准备；②总查房，护理副院长、护理部主任对各科进行检查，现场评价，下达指令；③自查，总查房后，科室根据上级指令、目标与计划和上月质量管理情况逐项分析检查，找出主要影响因素，制定下月的对策、计划、措施；④科室质量计划的实施，科室质量计划落实到组或个人，进行 PDCA 循环管理。这种动态的、循环的管理办法，就是全面管理在护理质量管理中的具体实施，对护理质量的保证起了重要作用。

第二节　护理质量评价

一、评价的目的与原则

（一）目的

（1）衡量工作计划是否完成，衡量工作进展的程度和达到的水平。

（2）检查工作是否按预定目标或方向进行。

（3）根据实际提供的护理数量、质量，评价护理工作需要满足患者的程度、未满足的原因及其影响因素，为管理者提高护理管理质量提供参考。

（4）通过评价工作结果肯定成绩，找出缺点和不足，并指出努力的方向。也可以通过比较，选择最佳方案来完成某项工作。

（5）检查护理人员工作中实际欠缺的知识和技能，为护士继续教育提供方向和内容。

（6）促进医疗护理的质量，保障患者的权益。

（7）确保医疗设施的完善，强化医疗行政管理。

（二）原则

1. 实事求是的原则。评价应建立在事实的基础上，将实际执行情况与原定的标准和要求进行比较。这些标准必须是评价对象能够接受的，且在实际工作中可以测量的。

2. 可比性的原则。评价与对比要在双方水平、等级相同的人员中进行，制定标准应适当，每位护士都能通过学习达标。

二、护理质量评价的内容

（一）护理人员的评价

护士工作的任务和方式是多样化的，因此在评价时应从不同的方面去进行，如护士的积极性和创造性、完成任务所具备的知识基础、与其他人一起工作的协作能力等。对护士经常或定期地进行评价，考察护理工作绩效，为护理人员的培养、职称的评定、奖罚提供依据。一般从人员素质、护理服务效果、护理活动过程的质量或将几项结合起来进行评价。

1. 素质评价。从政治素质、业务素质、职业素质三个方面来综合测定基本素质，从平时的医德表现及业务行为看其政治素质及职业素质；从技能表现、技术考核成绩、理论测试等项目来考核业务素质。方法可用问卷测评方式或通过反馈来获得综合资料，了解护士的基本情况，包括他们的道德修养、积极性、坚定性、首创精神、技能表现、工作态度、学识能力、工作绩效等素质条件。

2. 结果评价。结果评价是对护理人员服务结果的评价。由于很多护理服务的质量不容易确定具体目标，评价内容多为定性资料，不易确定具体的数据化标准，所以结果评价较为困难。并且在评价后，只能告诉护理人员是否达到了目标，并不能告诉他以后怎样去达到目标，因此应采用综合方法进行评价，以求获得较全面的护理人员服务质量评价结果。通过信息反馈，指导护理人员明确完成护理任务的具体要求和正确做法。

3. 护理活动过程的质量评价。这类评价的标准注重护士的实际工作做得如何，评价护理人员的各种护理活动，如某医院病室对主班护士任务的执行情况进行评价。

这种评价的优点是给工作人员以具体的标准、指标，使评价对象知道如何做才是正确的，有利于护理人员素质和水平的提高。不足之处是费时间，且内容限制在具体任务范围之内，比较狭窄，对人的责任评价范围小，只能评价护理人员在具体岗位上的工作情况。

4. 综合性评价。即用几方面的标准综合起来进行评价，凡与护理人员工作结果有关的活动都可结合在内，如对期望达到的目标、行为举止、素质、所期望的工作结果和工作的具体指标等进行全面的考核与评价。

（二）临床护理质量评价

临床护理质量评价，就是衡量护理工作目标完成的程度，衡量患者得到的护理效果。临床护理质量评价的内容如下。

1. 基础质量评价。基础质量评价着重评价进行护理工作的基本条件，包括组织机构、人员素质与配备、仪器、设备与资源等。这些内容是构成护理工作质量的基本要素。具体评价以下几个方面。

（1）环境。各护理单位是否安全、清洁、整齐、舒适。

（2）护理人员的素质与配备。是否在人员配备上做出了合适的安排、人员构成是否适当、人员素质是否符合标准等。

（3）仪器与设备。器械设备是否齐全、性能完好情况、急救物品完好率、备用无菌注射器的基数以及药品基数是否足够等。

（4）护理单元布局与设施。患者床位的安排是否合理、加床是否适当、护士站离重患者的距离有多远等。

（5）各种规章制度的制定及执行情况，有无各项工作质量标准及质量控制标准。

（6）护理质量控制组织结构。可根据医院规模设置不同层次的质控组织，如护理部质控小组、科护士长质控小组、护士长质量控制小组。

2. 环节质量评价。主要评价护理活动过程中的各个环节是否达到质量要求，具体如下。

（1）是否应用护理程序组织临床护理活动，向患者提供身心整体护理。

（2）心理护理，健康教育开展的质量。

（3）是否准确及时地执行医嘱。

（4）病情观察及治疗效果的观察情况。

（5）对患者的管理如何，如患者的生活护理、医院内感染等。

（6）与后勤及医技部门的协调情况。

（7）护理报告和记录的情况。

此外，也可按三级护理标准来评价护理工作的质量。在环节质量的评价中，还常用定量评价指标来评价护理工作质量，其具体内容如下。

（1）基础护理合格率。

（2）特护、一级护理合格率。

（3）护理技术操作合格率。

（4）各种护理表格书写合格率。

（5）常规器械消毒灭菌合格率。

（6）护理管理制度落实率。

3. 终末质量评价。终末质量评价是评价护理活动的最终效果，是从患者角度评价所得到的护理效果与质量，是对每个患者最后的护理结果或成批患者的护理结果进行质量评价。终末评价的选择和制定是比较困难的，因为影响的因素比较多，有些结果不一定能说明护理的效果，如伤口愈合率与治愈率的高低不一定完全是护理的结果。根据现代医学模式，护理结果的评价应当包括患者的生理、心理、社会、精神等各个方面。

将上述三个方面相结合来进行评价，即综合评价，能够全面说明护理服务的质量。评价结果所获的信息经反馈纠正偏差，达到质量控制的目的。

三、护理质量的评价方法

（一）建立健全质量管理和评价组织

质量管理和评价要有组织保证，落实到人。

（二）加强信息管理

信息是计划和决策的依据，是质量管理的重要基础。护理质量管理要靠正确与全面的信息，因此应注意获取和应用信息，对各种信息进行集中、比较、筛选、分析，从中找出影响质量的主要的和一般的、共性的和特性的因素，再从整体出发，结合客观条件做出指令，然后进行反馈管理。

（三）采用数理统计指标进行评价

建立反映护理工作数量、质量的统计指标体系，使质量评价更具有科学性。在运用统计方法时，应注意统计资料的真实性、完整性和准确性，注意统计数据的可比性和显著性。应按照统计学的原则，正确对统计资料进行逻辑处理。

（四）常用的评价方式

常用的评价方式有同级间评价、上级评价、下级评价、服务对象评价（满意度）、随机抽样评价等。

（五）评价的时间

评价的时间可以是定期的检查与评价，也可以是不定期的检查与评价。定期检查可按月、季度、半年或一年进行，由护理部统一组织全面检查评价。但要注意掌握重点问题、重点单位。不定期检查评价主要是各级护理管理人员、质量管理人员深入实际，随时按质量管理的标准进行检查评价。

四、临床护理服务评价程序

评价工作是复杂的活动过程，也是不断循环的活动过程。一般有如下步骤。

（一）确定质量评价标准

1. 标准要求。理想的标准和指标应详细说明所要求的行为或成果，将其存在的状况、程度和应存在的行动或成果的数量写明。制定指标的要求：①具体（数量、程度和状况）；②条件适当，具有一定的先进性和约束力；③简单明了，易于掌握；④易于评价，可以测量；⑤反映患者需求与护理实践。

2. 制定标准时要明确。①建立标准的类型；②确定标准的水平是基本水平或最高水平；③所属人员参与制定，共同确定评价要素及标准；④符合实际，可被接受。

标准是衡量事物的准则，是医疗护理实践与管理实践的经验总结，是经验与科学的结晶。只有将事实与标准比较之后，才能找出差距，评价才有说服力。

（二）收集信息

收集信息可通过建立汇报统计制度和制定质量检查制度来进行。对护理工作数量、质量的统计数字应及时准确，做好日累计、月统计工作。除通过统计汇报获得信息外，还可采用定期检查与抽查相结合的方式，将检查所收集到的信息与标准对照，获得反馈信息，计算达标程度。

（三）分析评价

应反复分析评价的过程，如分析：①评价标准是否恰当、完整，被评价者是否明确；②收集资料的方式是否正确、有效，收集的资料是否全面，能否反映实际情况；③资料与标准的比较是否客观；④所采用的标准是否一致，等等。

（四）纠正偏差

将执行结果与标准对照，分析评价过程后找出差距，对评价结果进行分析，提出改进措施，以求提高护理工作的数量与质量。

五、评价的组织工作

（一）评价组织

在我国，医院一般是在护理部的组织下设立护理质量检查组，作为常设机构或临时组织。由护理部主任（副主任）领导，各科、室护士长参加，分项（如护理技术操作、理论、临床护理、文件书写、管理质量等）或分片（如门诊、病区、手术室等）检查评价。多采用定期自查、互查互评或上级检查方式进行。

院外评价经常由上级卫生行政部门组成，并联合各医院评价组织对医院工作进行评价。其中护理评审组负责评审护理工作质量。

（二）临床护理服务评价的注意事项

1. 标准恰当。制定的标准恰当，评价方法科学、适用。
2. 防止偏向。评价人员易产生宽容偏向，或易忽略某些远期发生的错误，或对近期发生的错误比较重视，使评价结果发生偏向，应对此加以克服。
3. 提高能力。为增进评价的准确性，需提高评价人员的能力，必要时进行培训，学习评价标准、方法，明确要注意的问题，使其树立正确的评价动机，以确保评价结果的准确性与客观性。
4. 积累资料。积累完整、准确的记录以及有关资料，既能节省时间，便于查找，又是促进评价准确性的必要条件。
5. 重视反馈。评价会议前准备要充分，会议中应解决关键问题，注意效果，以达到评价目的。评价结果应及时、正确地反馈给被评价者。

6. 加强训练。按照标准加强对护理人员的指导训练较为重要。做到平时按标准提供优质护理服务质量，检查与评价时才能获得优秀结果。

第三节 医院分级管理与护理标准类别

一、医院分级管理与医院评审的概念

（一）医院分级管理

医院分级管理是根据医院的不同功能、不同任务、不同规模和不同的技术水平、设施条件、医疗服务质量及科学管理水平等，将医院分为不同级别和等次，对不同级别和等次的医院实行标准有别、要求不同的标准化管理和目标管理。

（二）医院评审

根据医院分级管理标准，按照规定的程序和办法，对医院工作和医疗服务质量进行院外评审。经过评审的医院，达标者由审批机关发给合格证书，作为其执业的重要依据；对存在问题较多的医院令其限期改正并改期重新评审；对连续三年不申请评审或不符合评审标准的医院，一律列为"等外医院"，由卫生行政部门加强管理，并根据情况予以整顿乃至停业。

二、医院分级管理和评审的作用

医院分级管理和评审的作用有：
(1) 促进医院医德、医风建设。
(2) 医院分级管理和评审制度具有宏观控制和行业管理的功能。
(3) 促进医院基础质量的提高。
(4) 争取改革的宽松环境，为逐步整顿医疗收费标准提供科学依据。
(5) 有利于医院总体水平的提高。
(6) 有利于调动各方面的积极性，共同发展和支持医疗事业，体现了大卫生观点。
(7) 有利于三级医疗网的巩固和发展。
(8) 有利于充分利用有限的卫生资源。
(9) 有利于实施初级卫生保健。

三、医院分级管理办法

（一）医院分级与分等

我国医院分级与国际上三级医院的划分方法一致，由基层向上，逐级称为一级、二级、三级。直接为一定范围社区服务的医院是一级医院，如城市的街道医院、农村的乡中心卫生院；为多个社区服务的医院是二级医院，如农村的县医院、直辖市的区级医院；面向全省、全国服务的医院是三级医院，如省医院等。各级医院分为甲、乙、丙三等，三级医院增设特等，共三级十等。医院分等以后，可以通过竞争促使医院综合水平提高而达到较好的等次，体现应有的价值。

（二）医院评审委员会

医院评审委员会是在同级卫生行政部门领导下，独立从事医院评审的专业性组织。可分为部级、省级、地（市）级三级评审会。

部级由卫生部组织，负责评审三级特等医院，制定与修订医院分级管理标准及实施方案，并对地方各级评审结果进行必要的抽查复核。

省级由省、自治区、直辖市卫生厅（局）组织，负责评审二、三级医院。

地（市）级由地（市）卫生局组织，负责评审一级医院。

评审委员会聘请医院管理、医学教育、临床、医技、护理和财务等有关方面有经验的专家若干人，要求其成员作风正派，清廉公道，不徇私情，身体健康，能亲自参加评审。

四、标准及标准化管理

（一）标准

标准是对需要协调统一的技术或其他事物所做的统一规定。标准是衡量事物的准则，要求从业人员共同遵守的原则或规范。标准是以科学技术和实践经验为基础，经有关方面协商同意，由公认的机构批准，以特定的形式发布的规定。因此，标准具有以下特点：①明确的目的性；②严格的科学性；③特定的对象和领域；④需运用科学的方法制定并组织实施。

（二）护理质量标准

护理质量标准是护理质量管理的基础，是护理实践的依据，是衡量整个工作或单位及个人工作数量、质量的标尺和砝码。护理质量标准应是以工作项目管理要求或管理对象而分别确定的。

（三）标准化

标准化是制定和贯彻执行标准的有组织的活动过程。这种过程不是一次完结，而是不断循环螺旋式上升的，每完成一次循环，标准化水平就提高一步。标准是标准化的核心。标准化的效果有的可在短期或局部范围内体现，多数要在长期或整体范围内才能体现，已确定的标准需要经常深化，经常扩张。

（四）标准化管理

标准化管理是一种管理手段或方法。即以标准化原理为指导，把标准化贯穿于管理的全过程，是以增进系统整体效能为宗旨、以提高工作质量与工作效率为根本目的的一种科学管理方法。标准化管理具有以下特征：①一切活动依据标准；②一切评价以事实为准绳。

五、综合医院分级管理标准及护理标准（卫生部试行草案）

（一）综合医院分级管理标准

1. 范围。我国当前制定的综合医院分级管理标准（专科医院标准另订）的范围包括两个方面：一是医疗质量，尤其是基础质量，二是医疗质量的保证体系。

"标准"涉及管理、卫生人员的资历与能力、患者与卫技人员的培训与教育、规章制度、医院感染的控制、监督与评价、建筑与基础设施、安全管理、医疗活动记录（病案、报告、会议记录）和统计指标等十个方面的内容。以上内容分别在各级医院的基本条件和分等标准中作了明确规定。

2. 医院分级管理标准体系及其指标系列。医院分级管理标准体系由一、二、三级综合医院的基本标准和分等标准所构成。每部分既含定性标准，又含定量标准。

（1）基本标准。是评价医院级别的标准，是最基本的要求，达不到基本标准的医院不予参加评定等次。基本标准与等次标准两者分别进行考核评定。基本标准系列由以下七个方面组成：医院规模；医院功能与任务；医院管理；医院质量；医院思想政治工作与医德医风建设；医院安全；医院环境。

（2）分等标准。各级综合医院均被划分为甲、乙、丙三等，三级医院增设特等的标准。评审委员会依据分等标准评定医院等次，同时也将会促进医院的发展建设。分等标准中，根据一级医院的特殊性，与二、三级医院的评审范围有所不同。分等标准归类包括：各项管理标准；各类人员标准；物资设备标准；工作质量、效率标准；经济效果标准；卫生学管理标准；信息处理标准；生活服务标准；医德标准；技术标准。

在评审中，采取千分制计算方法评定。合格医院按所得总分评定等次。分等标准考核，甲等须达900分以上（含900分）；乙等须达750分至899分（含750分）；丙等在749分以下。三级特等医院除达到三级甲等医院的标准外，还须达到特等医院所必备的条件。

各级医院统计指标的系列项目有所区别，一级医院共39项，二级医院共41项，三级医院共50项。其中含反映护理方面的统计指标7~10项，例如五种护理表格书写合格率、护理技术操作合格率、基础护理合格率、特护和一级护理合格率、陪护率、急救物品完好率、常规器械消毒合格率、开展责任制护理百分率、一人一针一管执行率，以及昏迷和瘫痪患者褥疮发生率等。

（二）护理管理标准及评审办法

护理管理标准是评审各级医院护理工作的依据，是目前全国统一执行的护理评价标准。护理管理标准以加强护理队伍建设和提高基础护理质量为重点。

1. 护理管理标准体系。护理管理标准体系中的基本标准包括五部分内容。①护理管理体制，含组织领导体制、所配备的护理干部的数量及资格、护理人员编制的结构及比例等；②规章制度，含贯彻执行1982年卫生部颁发的医院工作制度与医院工作人员职责有关护理工作的规定，结合医院实际，认真制定和严格执行相应的制度，包括护理人员职责、疾病护理常规和护理技术操作规程、各级护理人员继续教育制度等，并要求认真执行；③医德医风，即贯彻执行综合医院分级管理标准中相应级别医院医德医风建设的要求，结合护士素质，包括仪表端庄，言行规范，患者对护理工作、服务态度的满意度达到的百分率要求；④质量管理，包括设有护理质量管理人员；有明确的质量管理目标和切实可行的达标措施；有质量标准和质控办法，定期检查、考核和评价；严格执行消毒隔离及消毒灭菌效果监测的制定；有安全管理制度及措施，防止护理差错、事故的发生；⑤护理单位管理，包括对病房、门诊（注射室、换药室）、急诊室、手术室、供应室等管理应达到布局合理，清洁与污染物品严格区分放置，基本设备齐全、适用；环境整洁、安静、舒适、安全，工作有序。

2. 分等标准。分等标准包括护理管理标准、护理技术水平及护理质量评价指标三部分。①护理管理标准，包括护理管理目标、年计划达标率的要求；设有护理工作年计划、季安排、月重点及年工作总结；有护理人员培训、进修计划，年培训率达标要求；有护理人员考核制度和技术档案，年考核合格率要求；有护理质量考评制度，定期组织考评；有护理业务学习制度，条件具备的组织护理查房；有护理工作例会制度；有护理差错、事故登记报告制度，定期分析讨论；对护理资料进行登记、统计；三级医院要求对资料动态分析与评价，并达到信息计算机管理；②技术水平，包括护理人员三基（基本知识、理论、技能）平均达标分数；掌握各科常见病、多发病的护理理论、护理常规、急救技术、抢救程序、抢救药品和抢救仪器的使用，有不同要求；掌握消毒灭菌知识、消毒隔离原则及技术操作；不同级别医院分别承担初、中、高等护理专业的临床教学任务；二、三级医院分别承担下级医院的护理业务指导、护理人员的进修、培训和讲学任务；开展护理科学研究工作、学术交流、发表论文、开展护理新业务、新技术的能力与数量要求，对不同级别医院均应达到相应标准；二、三级医院应能熟练掌握危、急、重症的监护，达到与医疗水平相适应的护理专科技术水平；③护理质量评价指标，参考以下护理质量指标及计算方法。

3. 护理质量指标及计算方法。医院分级管理中护理标准要求的质量指标共计十七项，各级医院的质量标准原则相同，指标要求有所差别。例如五种护理表格书写合格率，一级医院≥85%，二级医院≥90%，三级医院≥95%。五种护理表格包括体温单、交班本、医嘱本、医嘱单、特护记录单，其标准是：①字迹端正、清晰，无错别字，眉栏填齐，书面整洁，内容真实可靠；②护理记录病情描述要点突出，简明通顺，层次分明，运用医学术语；③体温绘制点圆，线直，不间断、不漏项；④医嘱抄写正确、及时，拉丁文或英文字书写规整，用药剂量、时间、途径准确，签全名。

十七项护理质量标准中，责任制护理开展病房数与陪护率对一级医院不设具体规定指标。

4. 三级特等医院标准。三级特等医院其护理管理总体水平除达到三级甲等医院标准外，要求全院护理人员中取得大专以上学历或相当大专知识水平证书者≥15%；医院护理管理或重点专科护理在国内具有学科带头作用；有独立开展国际护理学术交流的能力。

5. 护理管理标准评审办法。评审中采取标准得分与分等标准得分分别计算方法，各按100分计算。两项得分之和除以2，计入医院总分。基本标准得分必须≥85%分才可进入相应等次，<85分时在医院

总分达到相应等次的基础上下降一等。

基本标准与分等标准内各项具体分值见表1-1。

表1-1 护理管理标准评分要求

项目	比重（%）	分值
一、基本标准		
（一）护理管理体系	25	25
（二）规章制度	20	20
（三）医德医风	20	20
（四）质量管理	15	15
（五）护理单位管理	20	20
小计	100	100
二、分等标准		
（一）管理标准	25	25
（二）技术水平	25	25
（三）护理质量评价指标	50	50
小计	100	100
合计	200	200

第四节 医院安全

医院安全不容忽视，是我们每个医务人员应尽的责任，不但要注重传统的消防、人身安全，而且要了解如何降低风险，如何应对各种突发性事件发生。所以我们需要熟知医院的各项安全措施，如消防设施放置位置和使用方法、各种突发事件的应急预案等。

一、消防安全

灭火器的使用方法：①粉灭火器，拉下铅封拉环→打开喷嘴→一手持喷管，另一手下压手柄→对准火源根部喷洒干粉灭火；②壁式消火栓，打开或打碎玻璃门→按下消火栓报警按钮→接上水带，接水枪→拉至火源处，一人扶水枪，一人开启水阀门→放水灭火。

火灾紧急突发事件的处理：根据火源、火势大小、危险性进行处理。日间：当班护士应及时向护士长、科护士长、护理部、医务处报告。夜间及节假日：当班的医生、护士及时向总值班报告。护理部、医务处在接到重大紧急报告后，除积极组织人力实施救护工作外，立即向分管院长报告，实施逐级上报制度。

（一）火灾撤离时

1. 火势小时。用灭火器就近水源灭火。
2. 火势大时。
（1）当班护士切断氧源、电源，撤离就近易燃易爆物品、贵重仪器，打开消防通道。
（2）安抚患者及家属，切忌跳楼、乱跑。

（3）重患者由责任护士负责将患者身上引流管妥善安置好，协助家属用床单或被套作为搬运工具，运送患者；轻患者由一位护士协助或指引患者用湿毛巾捂口鼻，保持低姿势经安全通道紧急撤离，停止使用电梯。

（4）有监护仪的暂时撤除或启用蓄电池，带呼吸机者更换简易呼吸器。

（5）一位护士保护患者资料安全转移。

（二）火灾无法撤离时

（1）大火或烟雾已封锁前后出口时，应退守病房，用毛巾、被子等堵塞门缝，并泼水降温，靠墙躲避，等待营救。

（2）指挥轻患者用应急逃生绳或被单、窗帘等结成牢固的绳索，牢系在窗栏上顺绳滑至安全区域（确保安全）。

（3）轻患者由主任及护士安排工作人员带领成批撤离。重患者由责任护士负责，调动病房所有人力（包括患者家属）用床单、被套、棉被护送。

（4）有监护仪的暂时撤除，吸氧者接氧气袋，带呼吸机者更换简易呼吸器。

（5）如在夜间，值班护士指导轻患者，另一名护士与值班医生负责转移重患者。

（6）转移到广场、空地时，注意维持秩序，安慰患者，减少患者的恐惧。

注意事项：

（1）撤离按照先轻患者后重患者的顺序。

（2）灾情出现时，护士应做好患者及家属的安抚工作，稳定大家的情绪。

（3）避免大声呼喊，防止有毒烟雾进入呼吸道。

（4）按部署有秩序地撤离。

（5）带婴儿逃离时，可用湿布轻轻蒙在婴儿脸上，注意保持呼吸道通畅。

（6）病房如断电，当班护士可以使用应急灯、手电照明引导患者撤离。

（7）离开房间，一定要随手关门，使火焰、浓烟控制在一定的范围内。

（8）科室日常准备应急逃生绳、简易防烟面具、应急灯或手电筒，放于固定位置并交班。

二、地震紧急突发事件

医护人员立即打开消防安全通道；关闭电源、气源、水源、热源。白天由科主任、病房护士长统一指挥。夜间由值班的医生、护士指导安全转移患者。

1. 轻患者。由护士指导其寻找有支撑的地方或狭小空间（如床旁墙角处或卫生间）蹲下或坐下，用枕头或软垫子保护头部。

2. 重患者。由责任护士负责，将患者身上引流管妥善安置好，迅速转移到床下，如带呼吸机患者应接简易呼吸器，连床推到紧挨承重墙的墙根处，远离外墙。

地震撤离时：

（1）震后组织患者有秩序从安全通道撤离，停止使用电梯。

（2）白天由科主任、病房护士长指挥。

（3）轻患者由主任及护士安排工作人员带领成批撤离。重患者由责任护士负责，调动病房所有人力用大单、被套、棉被护送。

（4）有监护仪的暂时撤除，吸氧者接氧气袋，带呼吸机者更换简易呼吸器。

（5）夜间值班护士指导轻患者，另一名护士与值班医生负责转移重患者。

（6）转移到广场、空地时，注意维持秩序，安慰患者，减少患者的恐惧。

三、医院感染暴发与预防控制

医院感染暴发事件已成为威胁患者安全、影响医疗质量和增加医疗费用的重要原因，对医院甚至社会造成重大不良影响。同时使医院感染管理面临巨大的挑战。在新的医疗形式下，医院感染管理工作必须由多部门、多类人员相互协作完成。认真研究不断出现的新问题，进一步加强各环节的管理，及时发现和控制医院感染暴发苗头，防范恶性事件的发生。

（一）医院感染暴发的概念

医院感染暴发指在医疗机构或其科室的患者中，短时间内发生3例以上同种同源感染病例的现象。

疑似医院感染暴发指在医疗机构或其科室的患者中，短时间内出现3例以上临床症候群相似、怀疑有共同感染源的感染病例；或者3例以上怀疑有共同感染源或感染途径的感染病例现象。

我国的医院感染以散发为主，但也常出现暴发。医院感染暴发流行的常见类型是败血症（20%），胃肠道感染（18%），皮肤感染（13%），肺炎（12%），手术切口感染（10%），肝炎（7%），泌尿道感染（5%），脑膜炎（5%），其他（10%）。不同国家和地区暴发流行的常见病原体有所区别，1984～1995年美国发生555起医院感染暴发，其中细菌71%（393），病毒21%（117），真菌5%（28），寄生虫3%（15），不明0.4%（2）。我国医院感染暴发流行微生物中，常见金黄色葡萄球菌、大肠埃希菌、铜绿假单胞菌、鼠伤寒沙门菌、克雷伯菌、结核分枝杆菌、柯萨奇病毒等。

（二）国内历次重大医院感染暴发事件回顾

1. 新生儿细菌性痢疾。

事件回顾：1992年，某医院发生一起由痢疾杆菌引起的新生儿医院感染暴发流行事件。该院9月共有住院、出院新生儿214例，其中23例新生儿发病，发病率10.74%；10例死亡，病死率43.48%。23例新生儿出现发热、拒乳，伴有不同程度的呕吐，黄疸、腹部胀气，皮肤不同部位出现出血点、四肢厥冷等症状。

事件分析：流行病学资料分析，所有病例在婴儿室有相同饮奶、饮水和洗浴史。首例病儿咽部分离到志贺氏痢疾杆菌C群13型，婴儿室奶粉中发现污染情况，加之发病集中、流行期短，病情凶险，无第2代病例等均提示本次流行可能为牛奶污染导致。从第一例病婴及其母亲大便中分离出流行株，考虑母亲系慢性带菌者，通过接触传给其婴儿，婴儿污染了操作台，进而污染了牛奶。因此本次暴发的传染源即为此母亲。

2. 某市妇儿医院发生医院感染事件。

事件回顾：1998年4月至5月，某市妇儿医院共计手术292例，发生手术切口感染166例，切口感染率为56.85%，为一起严重的医院感染暴发事件，给患者带来痛苦和损害，造成重大经济损失，引起社会各界和国内外的强烈反响。

事件分析：20份切口分泌物标本，培养出龟分枝杆菌（脓肿亚型）；医院环境和无菌物品细菌学检测合格；2%戊二醛是杀灭龟分枝杆菌的常用消毒剂，但检测医院使用中和未启用的戊二醛，经作用半小时不能杀灭金黄色葡萄球菌、1h不能杀灭龟分枝杆菌，测定的戊二醛浓度为0.137%。故得出结论本次手术切口感染的原因是由于戊二醛浓度错配，致使手术刀片污染了龟分枝杆菌。

3. 吉林省某市人民医院经输血传播艾滋病事件。

事件回顾：2005年9月28日，吉林省卫生厅接待了该省某市1名艾滋病患者，该患者称是在某市人民医院输血感染的。随后，省卫生厅立即进行了追踪调查。经查发现，给该患者提供手术输血的3名供血者中，有1名有偿供血者于2005年10月20日经省疾控中心艾滋病筛查实验室确认为艾滋病病毒感染者。该供血者曾于2003年1月至2004年7月期间在该医院中心血库有偿供血15次，接受其血液的受血者共有25人，其中6人于调查前死亡；18人被确认为艾滋病病毒感染者（现已有两人死亡，16人为艾滋病病毒携带者）；1人艾滋病病毒抗体阴性。该供血者的两名性伴侣及其中1名性伴侣的丈夫也被确认为艾滋病病毒感染者。

事件分析：造成经输血传播艾滋病疫情的主要原因是：该市人民医院中心血库在开展采供血工作期间，存在短间隔采血、漏检、未按试剂说明书要求检测、未进行室内质控、工作记录不规范等严重违反有关法律、法规和技术规范的行为和问题，最终导致了此次医源性艾滋病感染事件。

4. 安徽省某市市立医院恶性医疗损害事件。

事件回顾：2005年12月11日，安徽省某市市立医院眼科为10名患者做白内障超声乳化手术。一个原本并不十分复杂的手术，却导致10名患者眼部全部被感染，9位患者眼球被迫被摘除，给患者及家属造成了极大的痛苦和伤害。

事件分析：铜绿假单胞菌是本次感染的重要病原菌。此菌对眼部有严重的危害性，可致角膜溃疡、眼内炎、全眼球炎等，甚至导致失明，在眼部感染中居首要位置。这起严重的医源性感染事件主要是由于该院医院感染管理混乱，医护人员在手术过程中没有严格执行消毒灭菌制度等所造成的。

5. 陕西省某医院发生严重医院感染事件。

事件回顾：陕西省某医院新生儿科9名新生儿自2008年9月3日起相继出现发热、心率加快、肝脾肿大等临床症状，其中8名新生儿于9月5到15d间发生弥漫性血管内凝血相继死亡，1名新生儿经医院治疗好转。

事件分析：发生严重医院感染事件的新生儿科在建筑布局、工作流程、消毒隔离等方面存在明显缺陷。新生儿科建筑布局和工作流程不合理，人流与物流相互交叉；对部分新生儿使用的物品和器具采用了错误的消毒方法；医务人员没有规范地进行手卫生；用于新生儿的肝素封管液无使用时间标识等。据对部分医务人员的手、病房物体表面、新生儿使用的奶瓶和奶嘴、新生儿暖箱注水口等进行检测，发现细菌超标严重，有金黄色葡萄球菌、肺炎克雷白杆菌的明显污染。

以上医院感染暴发事件无一不触目惊心，并付出惨痛代价。通过这些医院感染暴发事件的回顾与分析，希望能警示我们树立牢固的医院感染管理意识和责任意识，将医院感染管理的细节渗透到医疗活动的每一环节，为构建和谐、平安、放心医院而护航。

（三）医院感染暴发的预防与控制

医院感染的暴发消耗医疗资源，致使日常工作的混乱，造成社会不良影响。预防是控制暴发最有力的手段，包括基本的医院感染控制措施；监测是识别暴发早期的问题，以及病例聚集的关键。一旦暴发被证实，应尽早控制传染源、切断传播途径，有效控制暴发。

1. 医院感染暴发的预防。

（1）加强管理。依法加强医院感染的管理工作，包括建立和健全医院感染的管理体系，建立和健全医院感染预防的各项规章制度，按预防医院感染的要求设计医院的建筑和病室配置，加强对医护人员的教育，不断提高医院领导和医护人员预防医院感染发生的意识。

（2）加强监测。监测是医院感染暴发预防的重要的常规措施，目的在于早期发现医院感染暴发的苗头或潜在可能性，以便及时采取相应的预防措施，防止暴发的发生。医院感染监测一般包括对医院的消毒灭菌、各种医源性传播因素、各种常规预防措施的执行情况及医院感染发生率的监测。

（3）及时报告。《医院感染管理办法》对医院感染暴发的报告有具体规定。医院感染暴发是急危事件，及时报告、及时启动医院感染暴发调查和控制预案，能争取最大资源尽早控制事态的发展，最大限度的保障患者生命财产的安全。

（4）明确诊断。及时正确的诊断不仅可正确及时救治患者，而且可减少治疗的盲目性。同时对调查感染源和传播途径以及区分易感人群都起到重要作用。这就对医院感染管理专职人员及临床医护人员提出更高的要求；不断加强学习，完善各相关专业理论知识、熟练掌握各项操作规程，不断提高医院感染管理防控水平及诊治水平。

（5）落实措施。①严格分诊制度；②加强住院患者的管理，严格探视制度；③布局合理，避免因加床造成拥挤而致预防措施不到位；④健全隔离制度；⑤制度配备并按要求使用快速手消毒剂，严格医务人员和探视人员洗手；⑥按无菌技术原则操作；⑦保持室内环境卫生和空气洁净；⑧加强临床使用一次性无菌医疗用品的购入、使用和销毁的管理。

2. 医院感染暴发的措施。

（1）隔离患者。对已发生医院感染的患者需立即进行隔离，直至传染期结束方可解除隔离。

（2）检疫。已发生医院感染的相关科室应立即停止收治新患者，并做好随时和终末消毒，对接触者进行医学观察，直至超过该病的最长潜伏期为止。有条件的还可对接触者实施被动免疫，以增强其特异或非特异性抵抗力。

（3）筛查病原携带者。对许多感染性疾病而言，临床患者仅是全部感染者的冰山之巅。因此，要了解准确的感染状况，追查传染源，必须对隐性感染者和病原携带者进行筛查，筛查对象应包括患者、医院工作人员及一些常来医院陪护和探视的人员。尤其在深入的流行病学调查后仍不能找到传染来源时，更应抓紧筛查病原携带者。

第二章

介入术中紧急情况及处理

由于国内介入治疗领域的整体快速发展，心脏病介入治疗的适应证不断扩大，愈来愈多的高危、高龄、急诊、重症、复杂及一些多器官衰竭的患者进入导管室，接受心脏介入治疗。由于临床病情复杂，又必须进行心脏介入治疗，有时会出现不可预知的紧急情况及并发症、急症。因而会发生平诊转为急诊的情况，经过医护人员的及时救治，又将急诊转为平诊，最终使患者得到理想的治疗。因而导管室护理配合及急诊抢救也愈加重要。

导管室是一个充满了紧张节奏的工作平台，不仅涵盖着临床基础护理技术的应用，同时要娴熟地操作使用多项仪器。做好介入治疗手术中患者的各项监护，需及时观察病情变化，配合进行各项急救措施的实施。心脏介入治疗全过程都是具有高风险的工作，其间随时可能出现预知和不可预知的紧急事件，如血压突然下降、心律突然变慢、恶性心律失常发生、心室颤动、老年人的一过性脑缺血等，重要的是通过仪器监护在最早时间发现，准确判断，备好急救用药和抢救物品，快速准确配合术者在第一时间正确用药和实施处理，就能减少紧张慌乱，使很多急症尽快平缓，之后继续完成治疗，达到预期治疗效果，将患者安全转入病房或心脏内科监护室（CCU）或带有监护设备的病房。

总之，导管室急、重症护理需要的是精良的护理技术，高度的工作责任心，准确的观察。工作中要经常提示：我看什么？我寻找什么？我能够综合所有观察信息后想到什么？预警什么？提示什么？及时发现病情变化，快速准确配合施救，就能在生死线上挽救一个个生命。导管室时时体现着速度＝效率、时间＝生命的准则。

第一节 术中常见紧急情况及相关因素

术中常见紧急情况及相关因素详见表2-1。

表2-1 术中常见紧急情况及相关因素

紧急情况	相关因素
血压低于90/60mmHg	紧张、晕针、冠脉主干病变、冠脉急性血栓、闭塞、过敏性休克
血压高于160/100mmHg	紧张、长期高血压、肾动脉狭窄、术中憋尿
心动过缓，窦性频率<40次/分	迷走神经反射、急性下壁心肌梗死、血管再灌注损伤
心动过速，窦性频率>120次/分	紧张、血压高、术中憋尿
心律失常	急性心肌梗死、血管开通再灌注损伤
恶性心律失常——心室颤动	急性心肌梗死、主干病变
心源性休克	急性心肌梗死、左心衰竭
急性心脏压塞	冠脉急性穿孔、房间隔穿刺损伤

第二节 动脉压力术中改变与处理

动脉压力监测是心脏介入手术时必需和首选的。在急诊冠脉介入治疗中尤为重要。介入治疗中无论是操作导管时机械刺激,还是病变本身的严重性,都可以使相关的血管受到严重的血流灌注影响,导致血流动力学发生改变,使监测到的动脉压随之变化。术中动脉压力监测,就是观察当导管进入该血管后,该部位血管内实时血流动力学的动态变化。当某支冠脉血管发生狭窄或堵塞,影响血流速度,血流灌注必然降低,动脉压力会快速降低,会使进行的抢救治疗更加紧急,术者也将暂时停止手术,而采取用药和其他更有效的抢救措施,迅速改善心肌灌注,缓解症状,护士也要准确配合使用药物和器械,完成急救提升和稳定血压。需要提示的是,心脏介入术中动脉压力出现不正常改变会早于体表心电图心肌缺血和患者临床症状。

一、正确连接,避免误差

每一次手术开始时,首先要保证正确连接测压系统,因为术中直接测量动脉血压需要精确地传导和复制导管插入动脉的原始压力信号。监测系统(包括导管、连接管、接头、冲洗装置和传感器)不稳定都会使压力曲线变形,这样不仅会改变动脉压力波形,而且还会改变收缩压和舒张压,造成压力改变的假象。所以,应用于导管室的动脉压监测系统需是无衰减的动态系统。编者在日常护理监测工作中的体会是要尽可能地使导管、连接管、传感系统简单化;并将应用于患者监护的连接管长度和连接开关数目降低到最低程度。使动脉压监测达到最佳动态反映。校准机器零点,在开始监测之前,必须对传感器进行调整零点,定标和定位到水平位置。这一过程开始步骤是将传感器邻近的三通开关打开,与大气相通,使此时压力传感器暴露于大气压,然后按监视器上的"零压力"键,待压力参考值调至零,以保证准确传出动脉压力。以上均是导管室重要的专业护理技能,同时可以防止监护中的误差而造成紧急状况发生。

二、动脉压力曲线识别

识别动脉监测压力曲线是一项非常重要的基本技能,除掌握正确仪器使用连接、监测数字变化以外,还要掌握压力曲线图形分析。如同心电图一样,一旦出现改变,不但有数字变化,相应部位传出的压力图形亦会出现改变。可以想象,如果监视屏上没有波形显示,只有数字显示,那么压力与心率就会损失很多重要的诊断信息,因为数字显示是要经过机器内部处理识别3~5组波形才读出,远远慢于我们的第一直观的反应,只靠机器报数有时容易造成术中危险及紧急事件。因此认识血流动力学改变的趋势、波形变化比绝对值变化(即数值)可能更重要。

动脉压波形是由于收缩期左心室血液排入主动脉,然后在舒张期周围动脉将搏出的血排出所致。动脉压波形也可以分为收缩期成分和舒张期成分。收缩期成分在心电图R波之后,包括一个陡峭的压力上升支、压力峰和下降支,并且与左心室收缩期射血相应。动脉压波形的下降支受重搏波切迹的影响,反映为收缩期末达到其最低点。

从不同动脉部位同时记录压力波,其形态不同。通常随着动脉压波从中央动脉传到周围动脉,可以出现几个特征性的变化。冠脉压力图形即为上升支陡峭,重搏切迹滞后,舒张末压降低,下降支为斜形向下。而周围血管的动脉压力图形收缩期上升平缓,重搏波切迹较浅,图形略显圆钝(图2-1)。

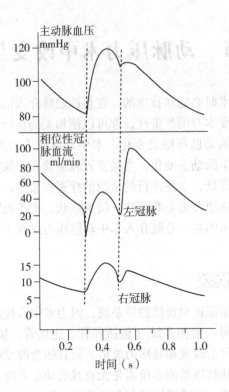

图 2-1 不同动脉压力图形

三、术中动脉压力图形变化

1. 导管到达冠脉开口前动脉图形。如为圆钝，重搏波消失，动脉压数值明显低于正常水平，多为压力监测系统有未排除气泡。重新调整充水排气，调整零点，再做监测。动脉压图形和数值都会迅速恢复正常。

2. 患者伴有周围动脉血管弯曲。术中在调整导管时极度扭曲，受损折曲时传出压力图形振幅锐减，形成尖端锯齿样图形，动脉压力低于正常水平，需及时提示术者要在影像下调整扭曲导管后，更换导管，重新进入体内完成手术。

3. 动脉压力心室化。冠脉介入术中动脉压图形为单峰，收缩压与舒张压同等、重搏波消失时为动脉压力心室化，极为危险，多为导管深插或开口病变，提示要及时调整导管，防止时间延长，出现术中不良事件发生。

第三节 术中低血压及处理

冠状动脉的介入手术是治疗冠心病的主要方法之一。作为一种有创的诊疗手段，存在一定的手术风险，术中一些严重并发症可威胁患者的生命，如不及时发现和处理将导致严重的后果。血压急骤降低，动脉血压低于 90/60mmHg 或以下水平，无论是术前、术中、术后均为急症。

一、发生血压降低的情况

1. 迷走神经反射性血压降低。精神紧张、局部疼痛、导管刺激、饥饿等均可引起血管迷走反射。临床表现为迅速出现心率减慢、血压下降、胸闷、恶心、呕吐、全身大汗。大多数发作短暂。由于过度紧张，血管极度收缩，使血压突然降低。多发生于女性、老年患者、术前及射频消融中放电刺激等，同时伴有心动过缓出现。

2. 晕针。这部分患者在打麻药时，进针刺激即会出现精神高度紧张，脸色苍白，大汗，心率减缓，血压降低。多发生于年轻人和体质弱、女性患者。

3. 冠脉开口处病变。左主干病变、右冠状动脉近端或前降支近端病变、多支血管病变行球囊扩张和支架置入时容易出现低血压。患者的主干开口处有较严重狭窄的病变，使用正常的造影或指引导管直径偏大，插入时阻塞了相关血管，直接影响血流灌注，也会造成血压急骤降低。压力曲线呈单峰或心室化。

4. 血管开口异常。这种情况日常工作中很多见，因心脏病患者多伴有长期高血压、动脉硬化，使主动脉根部增宽，冠状动脉开口随之移位变形，使用常规导管已不能与其开口同轴，术者操作时要反复调整，有时在调整过程中会使导管深插，堵塞血管，影响瞬间血流灌注，动脉压力急骤降低，抽出导管便可恢复。这种情况发生时不需给药物治疗，配合术者更换合适导管材料，避免超选即可继续手术。

5. 冠脉急性血栓。通常是发生在普通冠状动脉介入（PCI）手术或急诊PCI手术时，靶病变血管或邻近靶病变部位的血管出现急性血栓，使其发生闭塞后，直接影响血管的灌注，血压急骤降低。情况发生后应快速及时配合使用动脉溶栓、盐酸替罗非班氯化钠注射液（欣维宁）、升压药物及血栓抽吸导管。

6. 冠脉慢血流、无血流。国际上将急性心肌梗死冠脉内溶栓治疗（TIMI）后冠脉血流进行分级，TIMI 0级称为无血流，TIMI 1级称为慢血流；也有将TIMI 0~1级称为无血流，而将TIMI 2级称为慢血流的。简单来说，只要冠脉PCI术中无血流或慢血流直接影响血流动力学改变，即会引发血压急骤降低、心动过缓等急症发生。

7. 冠脉穿孔。冠脉穿孔是PCI术中少见的并发症之一，发生后由于部分血液和造影剂流入心包，形成心脏压塞，压迫心脏，使其充盈受限，射血减少，血压随之急骤降低。

8. 急性过敏性休克。介入治疗手术中发生急性严重的过敏性休克患者大多数是使用造影剂碘过敏而引发的。一些患者早期出现皮疹、黏膜水肿、眼结膜充血、流鼻涕、流泪，随之血压开始降低。严重者没有早期症状，术中无其他原因血压下降，用升压药物作用不明显，应准确判定，及时脱敏，纠正血压。

9. 血容量不足。术前禁食时间过长，术中出汗过多，又未及时补充液体引起血容量不足而出现低血压。

二、低血压处理

相信目前在每一个心脏介入中心工作时，对于每个患者手术中都要严密监测血压、心律、心率、心电图的变化，如果心率>100次/分钟或<50次/分钟，预示患者血容量不足或微循环失调，容易发生低血压。当导管到位、球囊扩张及梗死相关血管开通时，最容易出现血压下降和心律失常，尤其需要严密注视心电监护和患者反应，如发现异常迅即报告术者，并配合医生进行抢救。在心脏介入手术中，以上任何一种血压降低发生时，护士都要遵医嘱配合台上给予及时快速、准确的处理，避免更严重的事件发生。此时应分秒必争，时间就是生命。

（1）血压降低首先排除导管操作深插和超选影响，及时提示术者快速把导管撤离血管开口，使血流灌注后血压即可回升，稳定后继续手术。

（2）术中急症并发症或血管急性闭塞导致血压降低时，护士要遵医嘱配合，快速使用药物及导管材料。

（3）经静脉三通将10~20mg多巴胺用0.9%生理盐水稀释后静脉推注可以快速提升血压。效果不明显时可以加量使用。

（4）根据患者症状及血压恢复情况按千克体重配多巴胺维持量放入注射泵维持注入体内，遵医嘱调整使用剂量，使血压维持在90/60mmHg以上。可继续完成手术。

（5）快速开通另一较大静脉血管，接好三通，在急救中需要使用更多种药物快速进入体内。如只开通一条静脉血管，在使用多巴胺后，会使静脉血管出现痉挛，无法或很难再次入药，为防止影响抢救，要求护士必须在重症患者治疗时使用套管针，双向可以同时使用或开通双路静脉输液通道。保证抢救用药及时，减少人为混乱。

（6）准备配合使用主动脉内球囊反搏（IABP）机器，接好电源，调整至使用状态。

（7）按患者身高选择IABP球囊导管，身高大于165cm者，选择40ml的IABP球囊，身高低于165cm者则选择34ml的IABP球囊。IABP球囊到位后，连接机器。可用心电图R波或动脉压力波形触发，要依据患者当时情况，按需搏出。急诊时多为1:1。经临床证实，使用IABP正常运转后，通常能使患者心排血量增加20%~39%。对高危患者，预防性植入IABP可使PCI成功率提高到95%。

（8）血压降低是由于冠脉内急性血栓而致，护士及时准备血栓抽吸导管及远端保护装置导管材料。必要时递予台上使用。

（9）及时查询患者有无使用GPⅡb/Ⅲa受体拮抗剂替罗非班的禁忌证，以及全身情况，有无消化道及脑血管出血病史。

（10）使用GPⅡb/Ⅲa受体拮抗剂，按医嘱3min内静脉注射负荷量10μg/（kg·min），如需持续用药，按0.15μg/（kg·min）接好微量注射泵，维持静脉注入。于冠脉内直接推注GPⅡb/Ⅲa受体拮抗药物时，遵医嘱准确核对剂量，递予台上。注射器内避免因推注时速度快产生气泡，影响使用。患者离开时，写好标签注明使用剂量及持续使用时间。

（11）必要时及时补充液体，查明患者无心功能不全及其他相关并发症时，根据病情充分地补充液体可以增加体循环量，并且有助于改善低血容量所致的血压降低。

第四节　术中高血压及处理

一、术中高血压

导管室心脏介入手术开始前或术中患者出现血压增高的情况经常发生。观察表明，临床长期高血压患者、合并肾动脉狭窄患者、老年患者更容易出现血压增高，当患者症状明显时必须使用药物控制才能进行手术。多数患者由于对介入手术理解不够，顾虑较多，精神紧张，手术前一天晚上睡眠欠佳等心理原因引发血压增高。据调查统计，一部分患者进导管室前后收缩压会明显增高20~30mmHg。另一部分原发性高血压患者，误认为手术当日禁食水，没有服用当日降压药物者，会使血压不能控制在理想水平。在我们的观察中冠心病合并肾动脉狭窄的患者出现血压升高更为多见。

因手术时间延长或术中需补充液体、患者憋尿引发血压升高的情况也很多见。如术中血压高于160/100mmHg时，护士有必要提示术者给予处理，待血压恢复平稳后可继续治疗。近年来介入治疗适应证不断扩大使更多的高龄患者接受治疗，老年患者因多数合并其他动脉硬化，若血压快速增高就容易引发其他并发症，如一过性脑缺血引发一过性脑病等。

二、术中高血压处理

（1）高浓度吸氧。

（2）口服降压药物。舌下含服硝苯地平（心痛定）10mg或卡托普利25~50mg。

（3）口服药后观察10~20min不缓解可静脉用药。常用乌拉地尔（亚宁定）静脉小壶入药3~5mg，根据血压下调情况逐渐加大使用剂量。

（4）协助患者排尿或及时尿。

（5）必要时导尿，遇有患者不能平卧排尿时，要及时采取导尿措施，防止血压继续升高影响手术进程。

（6）排除心理紧张因素，做好术中心理护理。

（7）高血压引发呕吐时，使用甲氧氯普胺（胃复安）肌内注射或维生素B_6静脉注射。

（8）如有脑病发生，出现昏睡现象时要及时唤醒患者，并保持呼吸道通畅。

第五节 术中心率改变及处理

心电图监护可以通过心电图波形直接了解心跳起源点、频率快慢、传出途径、传导顺序及传导比例、何种心律不齐、严重心律失常和心肌缺血部位等。

为此患者在做任何介入手术前必须正确连接体表心电图，选择R波向上导联监护，一般为在Ⅰ、Ⅱ、Ⅲ或压Ⅰ、Ⅱ、aVL导联中选定，不选择胸部导联。心电图导联连线时应避开心脏区域，以防电极导联线影响心脏各部位或冠脉血管影像。监护扫描速度选择50mm/s。在接好电极后要记录患者初始心电图，以便作为术中监护改变的对照。随着手术进程，护士的实时监护就是台上术者的"另一双眼睛"。

一、心动过缓

心动过缓常伴有血压降低，据统计占ST段抬高型心肌梗死（STEMI）相关心律失常的30%～40%，特别是下壁STEMI前1h内和右冠脉梗死后再灌注者。其他原因是副交感神经活性（即迷走神经张力）的增加，如紧张、晕针、术后拔管、止血等引起。上述因素于术中单独或者共同起着作用，有的是因合并使用药物导致窦性心动过缓。窦性心动过缓或其他起搏点发出节律的心动过缓在心脏介入手术中都是急症，一旦出现要配合及时救治。

二、心动过缓处理

心率的快慢与心律性质的变化要在第一时间提示处理，才能避免危险因素。

（1）遵医嘱静脉三通处直接推注阿托品（0.5～1mg），最好术前将阿托品药用0.9%生理盐水稀释成一倍（可以避免阿托品使用中的不良反应）。静脉推注药物，心率可快速提升。

（2）伴有低血压者，遵医嘱迅速于静脉三通处推注升压药物。

（3）若心率继续无法迅速提升，要及时配合台上使用临时起搏器，起搏导管及动脉鞘递予台上。

（4）调好临时起搏器的起搏频率，一般超出自身心率5～10次/分钟。调整起搏中的输出及感知。

（5）起搏导管完全放置稳定后，将输出尾线正负极准确与临时起搏器连接。

（6）开启临时起搏器后，触发信号应在每个心动搏出R波前触发。

（7）确定获得满意起搏心律后，将临时起搏导管台上部分用无菌钳夹在消毒巾上。台下延长部分随起搏器放在患者无操作一侧，防止滑落。

（8）心律恢复后准备其他导管材料，配合手术继续完成。

经过以上措施的救治，如不伴有更严重的并发症，血压、心率都能迅速提升，对预后没有不良影响。有些患者会在用药时有一过性阿托品不良反应，如面部潮红、口干、心慌等，遵医嘱可加速补充液体，给患者饮适量水等处理，能够尽快使患者症状缓解，情绪平稳配合手术进行。

三、窦性心动过速处理

常见的术中窦性心动过速往往和血压升高同时出现，由手术前情绪不稳定、对介入治疗有心理负担造成休息不好以及手术时间延长、患者憋尿等原因引起。待耐心解释和正确心理护理，及时辅助排尿后，症状可自行缓解，心动过速便可减慢。合并血压升高的患者，配合用药血压平稳后，心率相对亦会平稳恢复。需要警惕的是发生在一些危重、急诊患者手术中的其他心动过速。

第六节 心律失常的处理

在危重、急性心肌梗死 PCI 介入治疗时，开通梗死血管后出现再灌注心律失常。多见阵发性室上性心动过速、加速性室性心动过速、非阵发交界性心动过速，严重的出现室性心动过速、心室颤动。研究表明，急性心肌梗死患者发生心律失常可以是预后不良的预测因素。心律失常在急性心肌梗死患者中很常见，尤其是在症状出现的早期，房性心律失常的原因有交感神经的过度激活、心力衰竭或房室瓣功能不全造成的心房牵张、心包炎导致的心律失常和心房梗死。室性心动过速的原因包括跨膜静息电位降低、梗死组织与非梗死组织间不应期差异造成的折返和局灶性自律性增高。自主节律可能只是一种再灌注心律失常，在再灌注治疗年代很常见，并不提示心室颤动发生的危险会增加。因此最佳处理应该是观察数分钟，待血流动力学稳定后心律可恢复正常，而不提倡为预防更恶化的心律失常，开始抗心律失常治疗。护士密切配合观察血管开通后再灌注的心律变化，做好各种抗心律失常药物使用的准备是十分重要的。

急性心肌梗死时室性心动过速的定义：非持续性心动过速持续时间 < 30s，持续性心动过速持续时间 > 30s，发作时如迅速引起血流动力学改变需立即处理。根据心电图表现，室性心动过速可分为单形性或多形性。虽然术中经常可见单形性或多形性非持续室性心动过速的短阵发作，但现代流行病学资料并未显示其与持续性心动过速或心室颤动相关，因此没有证据进行预防性治疗。

加速性室性自主心律的心电图特点是增宽 QRS 波，其前无 P 波，并无固定的 PR 间期，较心房率快的规整的节律，频率 < 100 次 /7min。加速性室性自主心律没有治疗的指征，抑制这种心率可能导致血流动力学紊乱。

在这些理论指导下，护理人员应心中有数，减少紧张和慌乱。当急性心梗冠脉开通时，配合观察心率、心律、血压改变，同时随时准备使用以下相关药物和实施治疗措施：

（1）备利多卡因，必要时遵医嘱使用。
（2）备阿托品、多巴胺，必要时遵医嘱使用。
（3）静脉加速补充液体，增加灌注改善循环。
（4）准备好除颤器，必要时使用临时起搏导管。

第七节 心室颤动的处理

心室颤动在心脏介入的任何一项手术中发生都是最为严重的恶性心律失常。急性心梗和危重患者的 PCI 术中发生率更高。所以护士配合监护和抢救是十分重要的。

在手术进程中如心电图监护出现连续室早应立即提示术者处理，否则一旦出现短阵或持续室性心动过速、QRS 波形宽大而不规则，几秒钟即会转为心室颤动，即介入术中最严重的心律失常。当然每一位医护人员都不希望噩梦出现，在能够预防的情况下一定做到不发生，一旦发生，必须具备的是头脑清楚、抢救技术娴熟，台上台下医护人员紧密配合，便可以让一场噩梦尽快醒来，使患者转危为安，并得到预期治疗效果。

（1）心电图出现异常立即提示台上术者，迅速将体内引起刺激的导管材料撤离血管，尽快改善心肌血流灌注或防止机械再刺激。
（2）患者有意识时，嘱其用力咳嗽，起振动胸廓作用，帮助心脏规律运动。
（3）患者意识不清时，协助术者叩击胸部，胸外按压可以帮助转复。
（4）护士把抽吸好的抢救药品（阿托品、多巴胺、利多卡因等）摆好置于静脉入口最近处，遵医嘱即时使用。

（5）迅速准备快速除颤，暴露患者胸部，涂好导电糊，打开除颤仪，并预防除颤时皮肤灼伤。

（6）遵医嘱进行心外除颤，观察转复情况反复除颤，一般1~2次除颤后即可转复窦性心律。

（7）准备临时起搏器及导管材料，必要时递予台上，配合起搏。

（8）及时使用各种急救用药。随时调整进入体内剂量。防止代谢性酸中毒，必要时术中要遵医嘱给予碳酸氢钠快速静脉注入。

（9）配合继续手术治疗的各项准备工作，铺设无菌台，及时补充导管材料、支架。当心室颤动是由冠脉急性闭塞所致，一旦冠脉开通血运重建后，心室颤动即会恢复。

（10）准备 IABP 机器及 IABP 导管材料，必要时使用。

第八节　心源性休克的处理

心源性休克也是急性心肌梗死的严重并发症之一，其死亡率高，临床工作时应及早发现和及时处理，可以挽救生命。一部分急诊PCI患者往往由于病情危重会在导管室发生急性左心衰竭致心源性休克。因此，了解这方面的治疗措施是对护理工作的延伸和提高。

目前在充血性心力衰竭或低血压患者进行PCI手术治疗时，及早插入肺动脉导管，测量血流动力学参数，可以早期诊断休克前状态，同时护士配合给予治疗中的护理，可以避免术中心源性休克的发生。据报道，急性心肌梗死伴血流动力学不稳定情况下，包括低心搏、低血压、持续性心动过速、肺水肿和严重心源性休克，肺动脉导管可以区分以下不同临床情况，指导治疗：第一种情况，血管容量不足，导致左侧心脏充盈压力降低；第二种情况，由于广泛的左心室功能不全，血管内容量和左侧心腔充盈压力增高；第三种情况，由于右心室梗死，右心房压力升高，导致左侧心腔充盈下降。

（1）配合治疗以上第一种情况，静脉输入适量生理盐水迅速扩容，可缓解病情。

（2）配合治疗第二种情况，静脉使用利尿剂，如呋塞米（速尿）20~40mg静脉推注，可快速缓解患者的容量负荷。

（3）伴血压增高患者遵医嘱给予血管扩张药物，如硝普钠50mg，加入生理盐水50ml，配注射泵静脉持续滴入，初始量 $0.5\mu g/(min\cdot kg)$ ，根据血压及心力衰竭症状调节药物使用剂量。血压高者可使用乌拉地尔（亚宁定）小壶滴入5~10mg。

（4）高浓度吸氧或酒精湿化吸氧。

（5）遵医嘱毛花苷C（西地兰）0.2~0.4mg加生理盐水20ml静脉输入，呋塞米60mg静注。

（6）同时做好留置导尿。

（7）遵医嘱必要时给予吗啡3mg加茂菲式滴管内静脉注入，或吗啡5~7mg皮下注射。

（8）备好静脉用氨茶碱需要时静脉及时使用。

（9）严密观察呼吸及氧饱和度。随时准备使用呼吸机。

（10）严重者抢救时准备使用IABP机器，护士配合导管材料，根据患者身高选择IABP球囊。球囊放置好连接机器，按需调节反搏频率。

第九节　急性心脏压塞的处理

当今是介入治疗快速发展的时代，各种先进的介入技术已成为心脏病最有效的治疗方法，随着术者的经验积累，并发症发生率也大大降低。但由于一些治疗程序复杂，有些患者合并先天畸形和长期动脉硬化造成的血管扭曲变形，使得血管开口移位、投影影像变位等，使术者使用常规导管材料或按常规影像跟踪判断治疗时，受到以上各种异常因素的影响，可能出现相关并发症。并发症的出现增加了手术的紧急性，需要医护人员的大力合作，采取有效措施，冷静处理，使患者转危为安。

急性心脏压塞可以发生在电生理射频消融时电极导管误入并损伤冠状静脉窦、左心耳腔壁薄张力低的部位；临时起搏导管放置在右心室壁较薄部位；PCI中常见原因是冠状动脉穿孔，一般发生在选择使用硬度较高的指引导丝，做完全性血管闭塞时。偶尔发生扩张时球囊破裂以及球囊型号选择超过参考血管直径（球囊直径/参考血管直径≥1.3，穿孔发生率较高）、高压释放支架、支架后高压扩张、旋切、旋磨、激光成形术等时。这些原因造成冠脉穿孔后，使部分造影剂和血液渗入心包，引发了术中急性心脏压塞发生。如不能及时发现、救治，则会造成严重后果，甚至危及生命。

急性心脏压塞发生时患者症状是血压降低、心慌憋气、烦躁等，超声心动图发现心包积液阴影区，X线透视心脏收缩运动减弱。

一旦确定诊断立即处理：

（1）遵医嘱迅速静脉注入抢救药物，阿托品、多巴胺维持正常心率、血压，同时补充液体。

（2）立即心包穿刺，为台上提供6F动脉鞘，猪尾导管或双腔、三腔静脉引流管，穿刺针及50ml注射器。

（3）配合X线透视指引，造影剂指示下进行剑突下心包穿刺迅速可靠，成功后可在补充胶体或晶体液体的基础上，将部分从心包引流出的血液直接经股静脉补入体内。

（4）备好临时起搏器和起搏导管，必要时使用。

（5）若冠脉穿孔封堵处理时，准备相应球囊递予台上，在确保指引导丝稳定的基础上，台上可采用灌注或普通球囊延时加压封闭损伤处，使其局部形成血栓，可防止更严重的压塞。

（6）准备鱼精蛋白，必要时冠脉内使用10~30mg。同时观察凝血时间，活化凝血时间(ACT)<200s，是对抗肝素逆转抗凝减少出血的辅助治疗。

（7）准备带膜支架冠脉血管局部封堵，一般适用于冠脉血管直径大、弯曲小、无大分支处。

（8）及时与心脏外科联系，经紧急处理后观察，如继续出血，血压降低难以维持正常水平、症状恶化时，立即协助转入外科手术。

（9）经过以上措施症状缓解，血压稳定后转入CCU继续治疗、监护至拔出引流管。

第三章

右心导管介入护理技术

先天性心脏病（简称先心病）发病率约占全部活产婴儿的0.6%~0.9%，估计每年新出生的患儿数高达15万~20万，是小儿最常见的心血管疾病。20世纪80年代早期以来，经导管介入治疗术取得了长足的进展，对各种先天性疾病治疗得到了广泛的开展。20世纪90年代，经导管递送填塞装置以封堵血管间交通的技术逐渐开展，越来越多的以前只能经开胸手术治疗的心脏畸形可通过介入性心导管术予以治疗。同时，由于超声心动图和其他非侵入性心脏影像学技术的不断发展，对诊断性心导管术的依赖性明显降低，与传统的心脏手术相比，经心导管介入性治疗术无疑具有显著的优点，如住院时间短、瘢痕小、痛苦少等。

第一节 动脉导管未闭

一、分类

动脉导管未闭（Patent Ductus Arteriosus，PDA）是临床上最常见的先天性心脏病之一，是指主动脉和肺动脉之间的一种先天性的异常通道，多位于主动脉峡部和左肺动脉根部之间，发病率的增加与多种因素有关，包括导管壁平滑肌减少，平滑肌对氧的敏感性降低，血液循环中扩血管性物质如前列腺素增高以及遗传因素等。PDA可以是单一的畸形，也可与其他先天性心脏畸形同时存在（图3-1）。

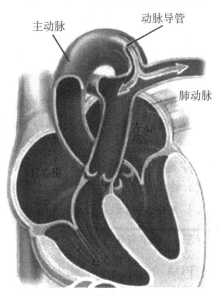

图3-1 PDA示意图

根据动脉导管的形态学改变分为漏斗型、管型和窗型三种。漏斗型较多见，长度与管型相似，但近主动脉处粗大，近肺动脉处狭小，呈漏斗状，有时甚至类似动脉瘤形；管型导管连接主动脉和肺动脉的两端口径相近，管壁厚度介于主动脉与肺动脉之间，此类型最多见；窗型动脉导管极短，口径极粗，外观似主动脉，呈肺动脉窗样结构，管壁往往极薄，此型较少见。

Krichenko 根据动脉导管未闭造影的具体形态分为 5 种类型：A 型呈漏斗型，最狭窄端位于肺动脉，根据与气管的关系分为 1 型、2 型和 3 型；B 型动脉导管短，肺动脉与主动脉紧贴呈窗状，一般直径较大；C 型呈管状，长度约 10mm，导管两端基本相等，无狭窄；D 型多处狭窄；E 型呈伸长的喇叭状结构，最狭窄处远离支气管前缘。

PDA 除上述变化外，还可有肺动脉及其分支扩张，甚至类似动脉瘤样改变，导管内可有血栓形成，若导管粗大可有左右心室肥厚与扩张，随着年龄的增长，导管的形态特征发生变化，成年患者动脉导管多短而宽，钙化、退行性改变的发生率增高，部分中老年患者合并动脉瘤形成，年长儿或成年患者如 PDA 未治疗可致肺动脉高压（PHA），右心室肥大，最后发生艾森门格综合征，有些 PDA 患者可以活到成年人的晚期才出现症状或并发症，心力衰竭、运动耐量受限是成年患者最常见的症状，也有感染性动脉内膜炎、室上性心动过速、心绞痛、猝死等。

二、临床表现

（一）症状

PDA 患者的症状与导管的解剖形态及病理生理改变相一致，小 PDA（内径≤2mm）早期无明显症状，多在体检时偶然发现心脏有连续性血管性杂音或单纯性收缩期杂音；中、大 PDA 有活动后心悸、气短、乏力和反复上呼吸道感染史，可逐步出现心功能不全症状；大导管并重度 PHA，导管解剖大多≥6mm，常生长发育不良，有感染和心力衰竭病史，或由于肺动脉压力过高而产生右向左分流的差异性发绀。PDA 患者容易发生细菌性心内膜炎，此时患者可有高热、大汗、心力衰竭及周围血管脓性栓塞症状，某些患有巨大 PDA 的婴儿，在生后 3~6 周即可有呼吸急促、喂养困难、多汗虚弱、体重不增等发育障碍。

（二）体征

根据 PDA 大小和 PHA 高低有不同的心脏杂音体征，可分为典型连续性隆隆样或机器样杂音、两期性杂音、单纯性收缩期杂音、单纯性舒张期杂音和哑性 5 种，连续性隆隆样杂音紧随第一心音之后逐渐增强，多掩盖第二心音，后渐弱至下一次第一心音开始，杂音性质粗糙，于胸骨左缘第二肋间最明显，可扪及连续震颤，并向左锁骨下传导，当患者的 PDA 极小时，临床上可听不到杂音。如动脉导管较小，杂音可呈高调而局限的单纯性收缩性杂音，巨大导管的杂音可向全胸廓传导，同时由于左心血流增加出现二尖瓣相对狭窄，于心尖部可听到舒张早中期隆隆样杂音。婴幼儿由于肺血管阻力较大，于出生数周内可无心脏杂音或仅有收缩期杂音，典型杂音在两岁开始，随病程进展，肺血管阻力增大，进而分流量逐渐减少，或发生心力衰竭、血压下降时，舒张期杂音逐渐减弱或消失，当病理进展到右向左分流或双向分流时，杂音可消失，或仅留有第二心音亢进或分裂，由于舒张期主动脉－肺动脉分流，使主动脉舒张压降低，肺压增大，大导管时主动脉压可达收缩压的一半以上，检查周围血管时，可触及水冲脉，观察到颈动脉搏动，于大动脉表浅部可听到枪击音，于甲床及黏膜部可发现毛细血管搏动。

（三）特殊检查

（1）心脏 X 线平片可见肺部充血，肺纹理增粗，心脏右 1~2 号向下垂直，心脏左移，左心室增大，主动脉增宽有漏斗征者占 37%~48%。

（2）心电图表现为左心室肥厚、双心室肥厚、右心室肥厚。

（3）超声心动图是确诊 PDA 最好的非创伤性检查，超声心动图显示左心房、左心室内径增大，在肺动脉分叉处与降主动脉有一通道，可见异常血流束通过。

（4）心导管及造影检查。

三、治疗方法

PDA 介入治疗技术成功率高达 99% 以上，技术已相当成熟，是先心病介入治疗中成功率最高、疗效最确切的方法，已被内外科医生和患者所接受。正确判断肺血管疾病的类型是介入治疗成功的关键，心导管检查示 Qp/Qs>1.3，股动脉血氧饱和度≥90%，可考虑行介入治疗。

外科治疗 PDA 的手术死亡率为 1.9%，但是高达 25% 的患者合并声带麻痹、呼吸衰竭、败血症及快速性心律失常、术后出血需再次开胸等并发症，虽然随着外科手术技术的不断改进，总的手术死亡率已降至 0.5%～1.0%，其手术并发症发生率也明显降低，但对于 PDA 形态已发生变化及合并严重 PHA 的患者，手术风险仍很大。成人 PDA 患者，手术结扎 PDA 后残余分流发生率亦很高。

四、介入治疗适应证

（1）PDA 最窄处内径应≤12mm，对大于该直径的 PDA 应慎重考虑。
（2）合并肺动脉高压患者应以左向右分流为主。
（3）外科手术或其他治疗方法后存在较大残余分流患者。
（4）无其他重大心血管畸形及合并症患者。

Amplatzer 法：①左向右分流不合并需外科手术的心脏畸形的 PDA，PDA 最窄直径≥2.0mm，年龄通常≥6 个月，体重≥4kg；②外科手术后残余分流。

弹簧栓子法：①左向右分流不合并需外科手术的心脏畸形的 PDA，PDA 最窄直径：单个 Cook 栓子≤2.0mm，单个 Pfm 栓子≤3.0mm；年龄通常≥6 个月，体重≥4kg；②外科手术后残余分流。

PDA 诊断一旦成立，必须要进行手术，在小儿，PDA 可能并发生长迟缓，频发呼吸道感染，心脏增大和心力衰竭，肺叶气肿或不张，细菌性动脉内膜炎。随着年龄增长，动脉导管管腔钙化逐年加重，发展成不可逆的阻力性肺动脉高压，使生存期明显缩短，所以手术不宜犹豫延误。

五、介入治疗操作步骤

（1）患者平移至导管床上，消毒，铺巾，局部麻醉或全身麻醉下行股动脉、静脉穿刺。
（2）静脉给肝素 100U/kg。
（3）经股静脉送入 5F 端孔造影管行右心导管检查。
（4）经股动脉鞘管送入 5F 或 6F 猪尾造影管，行主动脉弓部造影，确定 PDA 的位置、大小、形态。
（5）将输送器导管从股静脉径路经肺动脉侧面未闭的动脉导管送至降主动脉，选择比所测未闭的 PDA 最狭窄直径>2～4mm 的封堵伞，安装于传送导丝顶端，经输送鞘管将封堵器送至降主动脉。
（6）待封堵伞完全张开后，将输送鞘管、传送导丝回撤至未闭的 PDA 的主动脉侧，使腰部完全卡于未闭的 PDA 内。
（7）15min 后重复主动脉弓造影，观察未闭的 PDA 封堵效果，封堵成功后，撤出导管、鞘管。
（8）压迫止血后，包扎伤口并沙袋压迫，送回病房。

六、介入治疗的护理技术

（一）术前护理

（1）完善术前的各项检查：如血常规、肝肾功能、电解质、凝血功能、传染病筛查、血型、心电图、超声心动图、胸部 X 线片等。
（2）术者向患者家属及监护人解释操作方法，术中配合事项，可能出现的并发症，征得患者家属及监护人的同意并签署《介入手术知情同意书》。全身麻醉的患者，家属及监护人还需签署《麻醉知情同意书》。
（3）做碘过敏试验。
（4）双侧腹股沟区备皮（范围：脐下至大腿中上 1/3 处）。

(5) 小儿不合作需静脉复合麻醉者，术前禁食 6h，禁饮 4h。
(6) 术前紧张的患者可使用镇静剂。
(7) 左侧肢体应用留置针，建立静脉通路。

(二) 术中护理

1. 药物准备。
(1) 常规药品。利多卡因、阿托品、多巴胺、地塞米松、肝素、非离子型造影剂。
(2) 麻醉药品。咪达唑仑（力月西）、氯胺酮、芬太尼。
2. 器械和物品准备。
(1) 无菌包类。器械包、敷料包。
(2) 无菌物品。台上用物包括动脉鞘 1 支、10ml 注射器 2 支、20ml 注射器 2 支、0.035″×145 钢丝 1 个、压力延长管 1 个、5F 多功能血管造影导管 1 根、11 号刀片 1 个、塑料布 2 个、铅屏罩 1 个、球管罩 1 个、6F 猪尾导管 1 个、圈套器 1 个、高压注射筒 1 个、三通管 2 个、Y 接头 1 个、PDA 封堵器输送系统 1 个。
3. 导管室设备要求。
(1) 检测心电监护仪、除颤仪、临时起搏器、指脉氧监测仪、氧气、负压吸引器装置处于备用状态。
(2) 需要麻醉时，术前要备好一台麻醉机。
4. 手术过程中护理的配合。
(1) 麻醉。婴幼儿采用静脉氯胺酮，同时给予一定比例的高渗性葡萄糖、碳酸氢钠等。
(2) 各种抢救用物、药品，较大儿童能够配合者或成人选用局部麻醉，常规给予地塞米松 10mg，穿刺右股动、静脉。
(3) 4kg 以下婴儿最好选用 4F 鞘管，以防动脉损伤。
(4) 穿刺成功后遵医嘱静脉给予肝素 0.5mg/kg。
(5) 严密观察生命体征及全身情况，保持压力通畅。
(6) 术中应定时巡视，如输液是否通畅，有无渗漏，三通衔接是否牢固，氧饱和度，造影剂是否需要添加等。
(7) 术中造影时协助婴儿摆好体位。

(三) 术后护理

术后卧床 24h，静脉给予抗生素 3~5d，一般不需服用阿司匹林，术后 24h、1 个月、3 个月、6 个月至 1 年复查心电图、超声心动图和 X 线片。

七、并发症及处理

1. 封堵器脱落。发生率为 0.3%，主要为器材本身质量问题，个别操作不当也可引起，术中推送封堵器切忌旋转动作以免发生脱载，严格按照操作规程，选择合适的封堵器材，一般不会造成脱落。
2. 溶血。发生率 <0.8%，主要与术后残余分流过大或封堵器过多突入主动脉有关，可发生于术后 24h 内。防治措施：尽量避免高速血流的残余分流，一旦发生术后溶血可使用抗生素、止血药，$NaHCO_3$ 碱化尿液，保护肾功能等，多数患者可自愈。
3. 封堵术后残余分流。PDA 封堵后再通，发生率 ≤0.1%，封堵器移位发生率为 0.4%，需严密观察，必要时外科手术取出。
4. 一过性高血压。短暂血压升高和心电图 ST 段下移，多见于年龄较大的 PDA 患者，动脉系统血容量突然增加所致，可用硝酸甘油或泵入硝普钠，也有自然缓解者。

综上所述，严谨的操作步骤及娴熟的心导管技术是提高成功率、减少并发症的保证。

第二节 房间隔缺损

一、概述

房间隔部位的先天性缺损，导致左、右心房之间直接交通和血液分流的病变，称为房间隔缺损（ASD），是最常见的先天性心脏病之一，其发病率位于先天性心脏病的第二位，根据缺损出现于房间隔部位的不同，可将 ASD 分为五种解剖类型：继发孔型、原发孔型、静脉窦型、冠状窦型和混合型房间隔缺损。随着封堵器的改进和临床经验的积累，房间隔缺损的封堵器治疗方法已得到了广泛的应用。

二、介入治疗适应证及禁忌证

（一）适应证

(1) 中央型继发孔型房间隔缺损。
(2) 外科手术后的残余缺损。
(3) ASD≤30mm（国外标准），≤36mm（国内经验）。
(4) ASD 距上腔静脉、下腔静脉及二尖瓣≥5mm。
(5) 心房水平左向右分流或以左向右为主的分流。
(6) 无其他需外科手术矫治的心内畸形。

（二）禁忌证

(1) ASD 合并严重肺动脉高压，出现明显的右向左分流。
(2) 原发孔型 ASD。
(3) 混合型 ASD。
(4) 较大的下腔静脉型及上腔静脉型 ASD。
(5) 超出封堵器适应范围的巨大 ASD。

三、临床表现

1. 症状。轻者无症状，一般可有心悸、气急、咳嗽、咯血，易患呼吸道感染，可发生阵发性心动过速、心房颤动，可发生栓塞，在晚期发生肺动脉高压和心力衰竭。

2. 体征。胸骨左缘第二肋间闻及 II～III 级收缩期杂音，肺动脉瓣区第 2 心音亢进并有固定性分裂，可有收缩期喀喇音，三尖瓣区可有三尖瓣相对狭窄的短促低调舒张期杂音。

3. 特殊检查。
(1) 超声心动图。ASD 较大者可探查到房间隔回声中断，可显示右心室内径增大，超声造影可进一步证实缺损的存在，多普勒彩色血流显像可显示分流的部位，对判断高位、多发或小型缺损尤其有价值。
(2) X 线。胸部 X 线特征是肺血增多，肺门血管影粗大而搏动增强，肺动脉段凸出，主动脉结小，右心房、右心室增大。
(3) 心电图。可呈不完全或完全性右束支传导阻滞，右心室肥大，电轴右偏。

四、治疗措施

尽管 ASD 的外科治疗病死率和病残率已很低，介入治疗对减少或降低 ASD 的外科危险和病残率仍有明显的优势，最新改进的闭合器可减少并发症，降低残余分流。

五、介入治疗的护理技术

(一) 术前护理

(1) 完善术前的各项检查：如血常规、肝肾功能、电解质、凝血功能、传染病筛查、血型、心电图、超声心动图、胸部 X 线片等。

(2) 术者向患者家属及监护人解释操作方法，术中配合事项，可能出现的并发症，征得患者家属及监护人的同意并签署《介入手术同意书》。全身麻醉的患者，家属及监护人还需签署《麻醉同意书》。

(3) 术前做碘过敏试验。

(4) 双侧腹股沟区备皮（范围：脐下至大腿中上 1/3 处）。

(5) 小儿不合作需静脉复合麻醉者，术前禁食 6h，禁饮 4h。

(6) 术前紧张的患者可使用镇静剂。

(7) 左侧肢体应用留置针，建立静脉通道。

(二) 术中护理

1. 药物准备。备好压力装置，备好急救药品、利多卡因、阿托品、多巴胺、稀释肝素 1 000U/ml（肝素盐水 0.9% NaCl 500ml + 肝素 1 250U），若需麻醉遵医嘱备好全身麻醉及麻醉急救药品。

2. 用物器械准备。

(1) 常规右心导管全套设备。

(2) 测量用球囊导管。

(3) 封堵器及输送系统。

(4) 器械准备：敷料包、器械包、监护仪、氧气设备，备除颤仪，若全身麻醉患者需备麻醉机。

(5) 台上用物：6F 动脉鞘 1 支、10ml 注射器 2 支、20ml 注射器 2 支、0.035″×145 钢丝 1 根、0.035″×200 超滑导丝 1 个、加硬钢丝 1 根、压力延长管 1 根、5F MPA 造影管 1 个、11 号刀片 1 个、塑料布 2 个、铅屏罩 1 个、球管罩 1 个。

3. 手术过程中的护理配合。

(1) 局部麻醉或全身麻醉下行右股静脉插管，向患者耐心解释，消除患者紧张情绪。

(2) 静脉给肝素（成人男性 kg×100U，瘦弱女性 kg×100U×80%）。

(3) 常规行右心导管检查，协助患者吸氧，指脉氧、心电监护。

(4) 经胸超声时，要协助患者保暖，若经食管超声术前要禁饮，患者配合不好时，要适当休息。

(5) 经超声证实封堵器位置合适后，松开输送器内芯将封堵器释放，撤回输送装置，撤出导管、鞘管。

(6) 包扎伤口，沙袋压迫，回病房，嘱患者平卧 12h，制动解除后方可下床活动。

(三) 术后护理

(1) 术后 24h 卧床休息，伤口局部加压包扎，沙袋压迫 6～8h。

(2) 术后 24h 内皮下给予低分子肝素（1 次/12 小时，共 2 次）。

(3) 术后 3d 内静脉给予抗生素。

(4) 术后 24h 后开始口服阿司匹林（50～100mg/d），服用 4～6 个月。

(5) 术后第 3d 重复心脏 X 线、心电图及经胸超声（TTE）检查，观察封堵器位置，有无残余分流。

(6) 术后 3 个月内避免剧烈活动，积极防治各种感染。

(7) 术后 1 个月、3 个月、6 个月及 1 年常规随诊。

六、并发症及处理

1. 术中封堵器脱落。文献报告的发生率早期为 0.7%，目前约 0.4%，术中封堵器脱落与操作者的经验有关，发生时给予患者充分的肝素化，可尝试使用圈套器取出脱落的封堵器，如不能取出应及时移送外科手术室，以外科方法取出封堵器并闭合房间交通。

2. 术后残余分流。为 ASD 介入治疗常见的并发症，且多为少量分流，有血流动力学意义的残余分流发生率在 5% 以下。

3. 封堵器上血栓形成及血栓脱落。发生率很低，但后果较严重，可能造成重要脏器的血栓栓塞，术中及术后给予严格的肝素化及抗血小板药物治疗，可减少发生该并发症，如果发生，给予抗凝药物（肝素、华法林）后绝大多数血栓会消失，必要时可考虑溶栓治疗或手术取栓。

4. 冠脉气栓。多发生于替换输送鞘管或送入封堵伞时，因导管排气不良造成气栓，心电图表现为 ST 段抬高、心率减慢等，一旦发生停止操作，立即给予吸氧，并行内科处理，多能缓解。

5. 心脏及主动脉根部穿孔。此并发症非常少见，但后果较为严重，可能导致急性心脏压塞或主动脉-右心房瘘，严重者可危及患者生命，应积极考虑进行手术治疗。

6. 心律失常。部分患者术后早期可出现房性心律失常，考虑其可能与封堵器尚未完全固定、右心房搏动时刺激有关，多为房性期前收缩，偶发者可观察，频发者需药物治疗。

7. 心内膜炎。罕见，术后常规给予抗生素可预防其发生，一旦出现时，应给予大剂量抗生素治疗并行外科手术。

8. 与心导管术有关的并发症。此类并发症亦可见于其他心血管病的介入治疗中，包括术中一过性的心律失常、血管损伤、心脏大血管穿孔及术后伤口感染等，预防及处理方法与其他介入检查相同。

第三节　室间隔缺损

一、概述

室间隔缺损（VSD）是指左右心室间隔的完整性破坏，导致了左右心室的异常交通，绝大多数为先天性，少数为后天性。它可单独存在，也可为复杂心内畸形的组成部分之一，如法洛四联症、完全性房室管畸形、大动脉转位、三尖瓣闭锁和永存动脉干。

后天性室间隔缺损包括外伤引起的室间隔破裂，急性心肌梗死伴发的室间隔穿孔，其通常为肌部缺损，后天 VSD 常因缺损口较大引起急性血流动力学障碍，死亡率很高。

二、介入治疗适应证

（1）膜周部 VSD。
1）年龄通常≥3 岁，体重≥10kg。
2）对心脏有血流动力学影响的单纯性 VSD。
3）VSD 上缘距主动脉右冠瓣≥2mm。
4）无主动脉右冠瓣脱入 VSD 及主动脉瓣反流。
（2）肌部 VSD，通常直径 >5mm。
（3）外科术后残余分流。
（4）外伤性或急性心肌梗死后室间隔穿孔。

三、介入治疗禁忌证

（1）室间隔缺损有自然闭合趋势者。
（2）室间隔缺损合并严重的肺动脉高压和右向左分流而有发绀者。
（3）室间隔缺损局部解剖结构不适合进行介入治疗或缺损过大。
（4）室间隔缺损合并其他先天性心脏畸形不能进行介入治疗者。

(5) 活动性心内膜炎，心内有赘生物，或引起菌血症的其他感染。
(6) 出血性疾患。

四、治疗措施

(一) 外科手术治疗

VSD 的治疗方法是施行手术修补缺损，手术疗效肯定，手术死亡主要发生在缺损大、肺动脉高压患者。如缺损较大，左至右分流量大，症状、心电图及 X 线变化明显，或肺动脉压有轻度至中度增高者，应及早手术治疗。缺损小，其面积 $< 0.5 cm^2/m^2$ 体表面积，肺动脉压正常，左至右分流量小甚至心导管检查时血氧分析未能发现者无须手术。缺损甚大，其面积等于或大于主动脉瓣口的面积或 $> 1.0 cm^2/m^2$ 体表面积者，如左至右分流为主的尚可考虑手术治疗，如右至左分流为主的则属手术禁忌。手术宜在 2~14 岁进行。

(二) 内科治疗

主要是预防与治疗感染性心内膜炎及治疗心力衰竭。

(三) 介入治疗方法

用血管穿刺的方法将特制导管及其装置由外周血管插入所需治疗的心血管腔内代替外科手术治疗的一种方法，已成为心血管疾病治疗方面的重要研究方向之一。

五、介入治疗的护理技术

(一) 术前准备

(1) 病史及体检、相关化验检查、心电图、X 线片、经胸超声心动图、术前谈话并签署知情同意书。

(2) 备皮及碘过敏试验，抗血小板药。

(3) 需要全身麻醉的儿童术前 4h 禁食、禁水。

(4) 药品。备好压力装置，备好急救药品、利多卡因、阿托品、多巴胺、稀释肝素 1 000U/ml（肝素盐水 0.9% NaCl 500ml + 肝素 1 250U），造影剂 100ml，若需麻醉遵医嘱备好全身麻醉及麻醉急救药品。

(5) 器械。敷料包、器械包、直钳、监护仪、氧气设备，备除颤仪，若全身麻醉患者需备麻醉机。台上用物：6F、7F 或 8F 动脉鞘各 1 个、10ml 注射器 2 支、20ml 注射器 2 支、0.035″×145 钢丝 1 个、0.032″×260 超滑导丝 1 个、压力延长管 1 个、5F MPA 造影管 1 根、11 号刀片 1 个、VSD 封堵器及输送系统 1 个、塑料布 2 个、铅屏罩 1 个、球管罩 1 个、6F 猪尾导管 1 根、三通管 2 个、Y 接头 1 个、4F 猪尾导管 1 个、6FJR3.5 或 6FJR4 造影管 1 根、圈套器 1 个、高压注射筒 1 个。

(二) 术中护理

(1) 核对患者，协助患者到检查床，摆好体位，接心电、血压、指脉氧监测。

(2) 协助消毒、铺巾、铺大单，连接压力监测仪，协助技师抽取造影剂，给地塞米松静脉推注，台上给肝素盐水。

(3) 穿刺股动脉、股静脉，给予肝素（100U×kg 体重）。

(4) 用猪尾导管测左心室压→左心室造影→测量 VSD。

(5) 用端孔或 JR 造影管或切割猪尾导管通过 VSD→导丝（0.032″×260）通过 VSD，观察心电变化。

(6) 从股动脉送入鹅颈圈套器，将泥鳅导丝从 VSD 套入到右心室，股静脉→体外，建立动脉→VSD→静脉的动静脉轨道。

(7) 根据测量值和超声选择合适的 VSD 封堵器及输送鞘。

(8) 经股动脉送入鞘及输送伞，并释放 VSD 封堵器。

(9) 造影及超声评价无误后，释放伞，回收输送鞘及钢缆。

(10) 穿刺部位压迫止血包扎，回 CCU 或病房。

（三）术后护理

(1) 穿刺侧沙袋压迫 6～8h，卧床 24h。

(2) 术后肝素抗凝 24h。

(3) 临床及心电图监测，观察 5～7d。

(4) 术后 3d 内静脉给予抗生素。

(5) 口服肠溶阿司匹林 3～4mg/(kg·d) 6 个月。

(6) 术后 24h、1 个月、3 个月、6 个月及 12 个月以上复查经胸超声心动图、心电图及 X 线胸片。

六、并发症及处理

1. 束支传导阻滞。应用激素及营养心肌的药物，三度房室传导阻滞者可酌情安装临时或永久起搏器。

2. 封堵器脱落。异物钳夹取、外科手术。

3. 主动脉瓣或三尖瓣反流。若释放封堵器之前发生则收回封堵器，若释放封堵器之后发生应酌情手术处理。

4. 溶血。激素、碳酸氢钠，酌情输血；用异物钳取出封堵器或行外科手术。

5. 头痛。对症治疗。

第四节　肺动脉瓣球囊扩张术

一、概述

肺动脉瓣狭窄（Valvular Pulmonary Stenosis）是指左、右心室之间无交通（即室间隔完整），肺动脉瓣、瓣上或瓣下有狭窄。它是一种常见的先天性心脏病，占先天性心脏病的 8%～10%，居先天性心脏病各类型发病率的第 4 位。

典型的肺动脉瓣严重狭窄的患者其肺动脉瓣呈圆锥形，纤维性漏斗状瓣膜融合，向上突入肺动脉主干。从瓣膜的肺动脉端可看到三个等距离的缝痕，从瓣口呈放射状至肺动脉壁，引起肺动脉干狭窄后扩张。

肺动脉瓣狭窄的患者其主要病理生理表现是右心室的血液流出受阻，从而引起与狭窄程度成比例的右心室压力增高，由于室间隔完整，右心室压力可高于左心室压力，所以右心室的工作负荷比左心室还大，右心室肥厚以保持正常的心排血量。如果梗阻持续存在，压力持续增高，最终右心室扩大以致右心衰竭。由于肺动脉瓣狭窄的存在，肺动脉内压力正常或降低，在右心室与肺动脉之间形成压力阶差，当有卵圆孔未闭或房间隔缺损时，可产生心房水平的右向左分流，从而使患者发生发绀。

二、肺动脉瓣狭窄的分型

（一）解剖分型

Milo 等根据肺动脉瓣的局部解剖和右心室造影将单纯肺动脉瓣狭窄分为三种类型。

Ⅰ型：圆顶样肺动脉瓣狭窄，此型常见，占肺动脉瓣狭窄的 60%～70%，此型瓣膜交界缘融合瓣叶稍增厚，但瓣叶平滑有弹性，瓣口呈圆形，位于中央，造影见明显的射流征，肺动脉干狭窄后扩张。

Ⅱ型：肺动脉瓣发育不良型，肺动脉瓣叶明显增厚、坚硬、高低不平，可见隆起呈菜花样；造影见瓣叶水平不规则充盈缺损，无瓣口射流征及肺动脉干狭窄后扩张。

Ⅲ型：肺动脉瓣"沙漏样"畸形伴瓶样瓣窦，瓣口水平肺动脉瓣狭窄，瓣口偏离中心，瓣窦深。

（二）根据右心室压力高低分型

轻型：收缩期右心室压力 < 50mmHg。

中型：收缩期右心室压力介于 50mmHg 和低循环收缩压之间。

重型：收缩期右心室压力 > 左心室压力。

三、治疗措施

肺动脉瓣狭窄的治疗方法主要有以下几种。

（一）药物治疗

肺动脉瓣狭窄的药物治疗指那些重度狭窄而不能手术或介入治疗时的对症治疗。

（二）外科手术治疗

对不能接受介入治疗或介入治疗失败后的患者需实施外科手术治疗，可采取经心室肺动脉切开术或采用体外循环直视肺动脉瓣切开术。

（三）介入治疗

经皮球囊肺动脉瓣成形术（Percutaneous Balloon Pulmonary Valvuloplasty，PBPV），是穿刺股静脉将球囊导管置于狭窄的肺动脉瓣口，利用球囊扩张的机械力量使粘连的肺动脉瓣叶交界处分离，以解除或缓解瓣口狭窄程度。根据使用的球囊的不同可分为聚乙烯球囊和 INOUE 球囊法。1982 年 Kan 等首先报道经皮球囊肺动脉瓣成形术（PBPV）治疗单纯肺动脉瓣狭窄（PS），自 1985 年以来，该技术陆续在国内开展起来，经过多年来对 PBPV 的作用机制、适应证、方法学、手术前后的血流动力学、随访及大量临床应用研究表明，PBPV 安全、有效、简便、经济，现已成为治疗单纯 PS 的首选方法。

四、肺动脉瓣球囊扩张术适应证与禁忌证

（一）适应证

以下不受年龄及体重限制。

（1）Milo 分型为Ⅰ型。单纯性肺动脉瓣狭窄或同时合并有继发性流出道狭窄，右肺动脉之间收缩期跨瓣压力阶差≥30mmHg。

（2）发育不良型肺动脉瓣狭窄，此型采用超大球囊行 PBPV 获得较满意的效果，为一般首先采用 PBPV，无效再行外科手术。

（3）严重肺动脉瓣狭窄伴心房水平右向左分流。

（4）婴幼儿法洛四联症有频繁缺氧发生，药物不能控制或病情严重者，或其他复杂先天性心脏病伴有肺动脉狭窄，暂时不能接受根治术者，采用 PBPV，行姑息治疗；其目的是延长患者生存时间，使患者生存至可以行根治手术时。

（5）肺动脉狭窄，外科手术后再狭窄。

（6）肺动脉闭锁者，可先用激光打孔或射频导管打孔后，再行球囊导管扩张术。

（二）禁忌证

（1）单纯肺动脉瓣狭窄但分型为 MiloⅢ型。

（2）肺动脉瓣发育不良，心血管造影显示瓣膜明显增厚，活动度差，无瓣膜窦，瓣上狭窄，无肺动脉干的狭窄后扩张。

（3）肺动脉瓣二叶畸形的肺动脉瓣狭窄。

（4）极严重的肺动脉瓣狭窄合并重度心力衰竭，应立即行外科手术。

（5）其他全身性原因不宜行心导管介入治疗者，如血小板减少等。

五、介入治疗的护理技术

(一)术前护理

(1) 完善术前的各项检查。如血常规、肝肾功能、电解质、凝血功能、传染病筛查、血型、心电图、超声心动图、胸部X线片等。

(2) 术者向患者家属及监护人解释操作方法,术中配合事项,可能出现的并发症,征得患者家属及监护人的同意并签署《介入手术同意书》;全身麻醉的患者,家属及监护人还需签署《麻醉同意书》。

(3) 碘皮试。

(4) 双侧腹股沟区备皮(范围:脐下至大腿中上1/3处)。

(5) 小儿不合作需静脉复合麻醉者,术前禁食6h,禁饮4h。

(6) 术前紧张的患者可使用镇静剂。

(7) 建立静脉通道。左侧肢体置留置针备术中用。

(二)术中护理

1. 药物准备。

(1) 常规药品。利多卡因、阿托品、多巴胺、地塞米松、肝素、非离子型造影剂。

(2) 麻醉药品。咪达唑仑(力月西)、氯胺酮、芬太尼。

2. 用物、器械准备。

(1) 检测心电监护仪、除颤仪、临时起搏器、指脉氧监测、氧气罐、负压吸引器装置处于备用状态。

(2) 无菌包类。器械包、敷料包。

(3) 无菌物品。

1) 单球囊扩张用物:11号刀片1个、注射器(10ml 2支,20ml 2支)、普通钢丝(0.035″×145cm)1个、8F动脉鞘1个、加硬钢丝(0.035″×200cm)1根、三通管1根、高压注射筒1个、压力延长管(90cm)1根、端孔造影导管1个、5F(或6F)猪尾造影导管1个、压力泵1个、塑料布2个、铅屏罩1个、球管罩1个、各种型号肺动脉球囊。

2) Inove球囊扩张用物:11号刀片1个、注射器(10ml 2支,20ml 2支)、普通钢丝(0.035″×145cm)1个、8F动脉鞘1个、加硬钢丝(0.035″×200cm)1根、三通管1根、高压注射筒1个、压力延长管(90cm)1个、Inove套件(游标卡尺、螺口注射器、左房钢丝、扩张器、金属延伸器)。

3. 路径。局部麻醉或全身麻醉下穿刺股静脉,置入鞘管:

(1) 经鞘管送入多功能造影导管。腹主静脉→下腔静脉。

(2) 经鞘管送入血管造影猪尾导管。腹主静脉→下腔静脉。

(3) 经鞘管送入肺动脉球囊。腹主动脉→下腔静脉。

4. 手术过程中的护理。

(1) 交接患者。患者至介入中心后核对患者姓名、床号、输液情况、手术同意书、碘皮试、备皮、各项检查结果,全身麻醉患者注意交接禁饮、禁食情况。

(2) 患者准备。协助患者平卧于导管床上(全身麻醉患儿应固定好四肢),做好患者的心理护理,消除其紧张、恐惧心理,协助给予氧气,无创血压,指脉氧,心电、压力监测。

(3) 协助医生消毒铺巾,穿手术衣。

(4) 局部麻醉或全身麻醉下穿刺股静脉置鞘管,静脉给予肝素(成人体重kg×100U,小儿或瘦弱女性体重kg×100U×80%)。

(5) 右心导管检查。将端孔导管经鞘管送至右心房、右心室、肺动脉,行常规右心导管检查获取术前生理资料:①右心房压力;②肺动脉与右心室压力及压差,记录由肺动脉干至右心室的连续压力。

(6) 右心室造影。将猪尾导管放置于右心室心尖部造影,显示肺动脉瓣狭窄处独有的射流征,测量瓣环直径，并观察右心室流出道是否狭窄和是否有狭窄后肺动脉扩张，显示肺动脉及分支有无狭窄。

(7) 球囊扩张。

1) 单球囊扩张：将加硬钢丝沿着端孔导管送至肺动脉干及肺动脉，撤去导管，根据选用球囊的大小选择大小适宜的扩张管扩张股静脉穿刺口，以便球囊顺利插入。球囊通常选择比瓣环直径大20%~40%的球囊。插入前检查有无破损及漏气，并用稀释的造影剂驱除球囊管腔内的空气，沿加硬钢丝送入球囊导管至肺动脉，使球囊中部固定于肺动脉瓣狭窄处，扩张球囊，推注1:3或1:4稀释的造影剂使球囊充盈直至球囊的腰部切迹消失，充盈状态持续数秒或立即回抽造影剂使球囊排空，通常从开始扩张球囊至吸瘪球囊的时间小于10s，以减少右心室流出道血流中断时间过长引起的血流动力学改变。如此重复数次，每次间隔3~5min，如扩张后效果不满意，可换用更大的球囊进行扩张，直至球囊扩张时无"腰形切迹"出现，狭窄解除后，撤出球囊导管，重复右心室造影，测肺动脉瓣上及瓣下压差。

2) Inove球囊法：Inove球囊相对短且柔软、较易定位，充盈时不会滑动，可通过调节球囊内造影剂的量而调节球囊直径的大小达到顺利扩张的效果，球囊充盈及排空较快，对重度肺动脉瓣狭窄的即刻疗效优于单球囊法，主要用于肺动脉瓣狭窄处很硬、难以扩张时及重度肺动脉瓣狭窄的患者，其操作方法同单球囊扩张。

3) 拔除导管、鞘管，压迫穿刺部位，止血后加压包扎，沙袋压迫送CCU。

5. 即刻疗效的评价。PBPV良好的即刻效果已得到肯定，手术中通常采用三个指标来判断手术是否成功：跨肺动脉瓣压力阶差（△P）下降，此为主要指标，Negent认为术后△P≤25mmHg为效果优，△P 25~50mmHg为良，>50mmHg为差，目前大多采用术后即刻△P≤36mmHg作为首次PBPV成功的指标。

6. 麻醉及术中的护理。

(1) 肺动脉瓣球囊扩张的患者在局部麻醉下可耐受，而新生儿、儿童不能配合手术者，严重肺动脉瓣狭窄并伴有发绀者，由于经过瓣膜的血流低，患者不能耐受突然升高的后负荷，即使是几秒钟也不行，因此必须采用全身麻醉加以呼吸支持及稳定循环状态。

(2) 麻醉前除准备好麻醉的药品以及气管插管器械外，还必须准备好必要的心血管活性药物、抗心律失常药，也应准备好血制品及容量扩张剂，除颤仪等处于备用状态。

(3) 术中严密监测血压、心电图、血氧饱和度，这对了解患者血流动力学改变及指导医生及麻醉处理很有帮助，术中出现生命体征的异常应随时告知医生及麻醉师，积极配合处理及纠正血流动力学的变化。

(4) 扩张过程中心排血量会急剧下降引起低血压，心动过缓，氧饱和度和呼气末CO_2下降，扩张前应保持循环容量稳定，氧饱和度100%，呼吸通畅，输液管道通畅，抢救药品准备充分，扩张时如血压下降应给予多巴胺泵入、静推，心动过缓给予阿托品，氧饱和度难以维持应给予全身麻醉气管插管等对症处理。

(5) 术中加强呼吸管理，防止通气不足或过度避免缺氧或CO_2蓄积，并通知术者及麻醉师，立即抽空球囊，恢复右心室流出道血流，积极配合抢救。

(三) 术后护理

(1) 患者平卧12h，穿刺侧肢体制动12h，局部沙袋压迫4h，嘱患者尽量做避免抬头及穿刺侧腿屈曲动作，以免穿刺部位出血。

(2) 密切注意穿刺侧足背动脉搏动情况，有无血肿、渗血及下肢水肿等情况。

(3) 用抗生素。

(4) 术后伴左心室流出道反应性狭窄者，给予β受体阻滞剂口服3~6个月。

(5) 术后24h复查超声心动图（了解跨肺动脉瓣压差），术后6个月、12个月定期复查超声心动图。

六、并发症及处理

1. 血管并发症。血栓、股静脉闭塞、静脉撕裂和出血等是常见的血管并发症，成人较少，儿童较多。年龄越小，血管并发症发生率越高，多与操作粗暴、球囊大小选择不适当有关。因而操作时要细心，动作轻柔，术中应用半量肝素（250U/kg 左右），球囊大小选择适当，如年龄小则可选择双球囊。

2. 心律失常。

（1）房性、室性心律失常。术中较常见，由导管刺激心房壁、心室壁或在充盈球囊阻断右心室流出道时产生，大多为一过性的，将导管撤离即可消失，因此术中操作轻柔，减少刺激心房和心室壁，缩短操作时间可减少此并发症的发生。

（2）心动过缓。多在球囊扩张时出现，多为一过性，随着球囊的抽吸而消失，必要时可静推阿托品。

（3）房室传导阻滞。少见，多为球囊过长或过大，扩张时造成右心室及流出道内膜下缺血而影响传导功能，大多为一过性的，停止操作可恢复正常，术中选择大小适当的球囊是避免此并发症的关键。

3. 肺动脉瓣关闭不全。是 PBPV 术常见的并发症，主要与球囊直径大小有关，避免选择直径过大的球囊是避免此并发症的关键。

4. 三尖瓣关闭不全和右心衰竭。少见，多由于操作粗暴、球囊过长所致，严重者导致急性右心衰竭需行外科手术。

5. 血压下降、意识丧失、发绀、抽搐、呼吸困难。球囊充盈扩张肺动脉瓣时右心室流出道被完全阻断的时间过长，右心室收缩压急剧上升，动脉血压即下降，多为一过性，立即排空球囊可恢复。

6. 心脏穿孔及肺动脉损伤。少见，多发生在婴幼儿患者及肺动脉瓣严重狭窄者，由于瓣口过小，导管不易通过，操作粗暴时出现，主要表现为心脏压塞的症状、体征，术中或术后血压持续下降，一般心包穿刺引流可缓解症状，仍不能控制时需行外科手术。

第五节 二尖瓣球囊扩张术

一、概述

二尖瓣由位于前内侧的前瓣和后内侧的后瓣构成，两个瓣叶之间为相应的前外及后内交界。二尖瓣主要由纤维结缔组织构成，其游离缘借腱索和乳头肌与左心室壁相连。正常二尖瓣开口呈椭圆形，瓣口面积为 $4\sim6cm^2$，周长为 $9\sim11cm$。

二尖瓣狭窄的主要病理改变是风湿性病变，左瓣叶交界处相互粘连和融合，但瓣叶的增厚、粗糙、瘢痕、收缩、硬化以及腱索的短缩和相互粘连也是造成二尖瓣口狭窄的主要因素。

（一）二尖瓣狭窄时，根据二尖瓣口面积可将二尖瓣狭窄分为三度

1. 轻度二尖瓣狭窄。瓣口面积在 $1.5cm^2$ 以上。
2. 中度二尖瓣狭窄。瓣口面积在 $1.0\sim1.5cm^2$ 之间。
3. 重度二尖瓣狭窄。瓣口面积在 $1.0cm^2$ 以下。

（二）根据二尖瓣的病理改变进行分型

1. 隔膜型。二尖瓣前叶病变较轻或无明显病变，瓣叶柔软尚能自由活动，腱索病变不显著。本型可分为三个亚型：①边缘粘连型；②瓣膜增厚型；③隔膜漏斗型。

2. 漏斗型。前叶与后叶均有极度的增厚和纤维化，瓣叶活动能力消失。腱索和乳头肌均有显著的粘连和短缩，整个瓣膜形成一个深直的漏斗状，常有显著的反流。

二、PBMV 的适应证与禁忌证

(一) 适应证

(1) 单纯性的二尖瓣狭窄或伴轻度二尖瓣反流及主动脉瓣病变：二尖瓣口面积 < 1.5cm²，瓣膜柔韧性好，无明显纤维化和钙化。

(2) 心功能 Ⅱ～Ⅲ级。

(3) 无风湿活动。

(4) 外科分离术后二尖瓣再度狭窄。

(5) 外科手术危险性大或拒绝外科施行二尖瓣手术者。

(6) 其他手术（如肿瘤切除术、腹部手术）：术前需治疗二尖瓣狭窄，以保证手术的安全。

(二) 禁忌证

(1) 二尖瓣狭窄伴中度至重度二尖瓣反流及主动脉瓣病变。

(2) 左心房有血栓或半年内有体循环栓塞史。

(3) 严重的瓣下结构病变，二尖瓣有明显钙化为相对禁忌证。

三、治疗措施

经皮球囊二尖瓣成形术（Percutaneous Ballon Mitral Valvuloplasty，PBMV）是将球囊导管经皮穿刺血管输送至狭窄的二尖瓣口，用稀释造影剂充盈球囊产生膨胀力，使粘连的瓣叶连合处分离以扩大狭窄的二尖瓣口，这种新疗法于1984年首先由日本的胸外科医生 KanjiInove 采用，他应用自行研制的乳胶球囊导管，经皮进行球囊二尖瓣成形术，并获得成功，此后即在临床推广应用，1985年我国开展此项技术。

Inove 球囊技术是目前进行 PBMV 的最常用技术，其技术操作相对简单，容易掌握，球囊直径可调，可逐步递增扩张，可直接进行血流动力学监测，相对安全，并发症少，但必须明确的是 PBMV 与外科开胸二尖瓣闭锁或分离术一样，并非根治性治疗而是减轻症状的治疗，以提高患者生活质量，PBMV 不可能使患者的二尖瓣口面积扩大到正常水平，患病的瓣膜仍存在，术后还有可能发生再狭窄。

四、介入治疗的护理技术

(一) 术前准备

(1) 完善术前的各项检查，如血常规、肝肾功能、电解质、凝血功能、传染病筛查、风湿活动指标、血型、心电图、超声心动图（或经食管超声心动图）、胸部 X 线片等。

(2) 术者向患者及家属解释操作方法，术中配合事项，可能出现的并发症，征得患者家属及监护人的同意并签署《介入手术同意书》。

(3) 碘过敏试验。

(4) 双侧腹股沟区备皮（范围：脐下至大腿中上 1/3 处）。

(5) 心房颤动的患者，术前需进行抗凝准备。

(6) 术前紧张的患者可使用镇静剂。

(7) 建立静脉通道：左侧肢体置留置针。

(二) 术中准备

1. 药物准备

(1) 2% 利多卡因 200mg，阿托品 0.5mg，多巴胺 1mg/ml，肝素 2 500U，稀释肝素 1 000U/ml，地塞米松 10mg，非离子型造影剂 50ml。

(2) 压力装置（双通道压力）。0.9% NaCl 500ml + 肝素 1 250U 接输液器排气加压（压力 ≥ 250mg），接压力通道。

2. 用物器械的准备。

(1) 检测除颤仪、监护仪、氧气和负压吸引装置处于备用状态。

(2) 无菌包。器械包、敷料包。

(3) 无菌物品。11号刀片1个、注射器（5ml 1支，10ml 2支，20ml 2支）、导丝（0.032″×150cm）1根、动脉鞘（5F 1个，8F 1个）、铅屏罩1个、球管罩1个、三通管2根、5F猪尾造影管1个、压力延长管（90cm）2根、房间隔穿刺针1个、房间隔穿刺鞘。

(4) 二尖瓣球囊套件包括。左心房导丝、扩张器、金属延伸器、二尖瓣导向探条、游标卡尺、专用注射器等6个部分。

3. 路径。

(1) 在局部麻醉下穿刺股动、静脉置入鞘管。

(2) （经股动脉）送入猪尾导管→测左心室压力。

(3) （经股静脉）送入房间隔穿刺鞘和房间隔穿刺针至右心房→穿刺房间隔成功后→送左心房导丝→送Inove球囊至二尖瓣口。

(4) 测压－充盈球囊扩张二尖瓣口－扩张满意后拔出导管。

4. 过程。

(1) 交接患者。患者至介入中心后核对患者姓名、床号手腕带、输液情况、手术同意书、碘皮试、备皮、各项检查结果。

(2) 患者准备。协助患者平卧于导管床上，摆好体位，输液接三通管，做好患者的心理护理，消除其紧张、恐惧心理，协助给予氧气吸入，心电、血氧饱和度、有创压力的监测。

(3) 协助医生消毒铺巾，穿手术衣，接双道压力，排气、校正零点。

(4) 局部麻醉下穿刺股动、静脉，分别置入鞘管，给予肝素2 000U。

(5) 左心室测压。经股动脉鞘管送入猪尾导管至左心室，测量左心室压力。

(6) 房间隔穿刺。经股静脉鞘管送入房间隔穿刺鞘和房间隔穿刺针至右心房，定位房间隔穿刺点，穿刺房间隔，回抽血液或注入少量造影剂，以核实是否穿入左心房，穿刺成功后给予肝素3 000U。

(7) 送左心房导丝。房间隔穿刺成功后，撤出房间隔穿刺针，沿鞘管送入左心房导丝至左心房顶部，撤出鞘管。

(8) 扩张皮肤入口处和房间隔穿刺处。沿左心房导丝送入扩张管，依次扩张皮肤入口处、股静脉及房间隔穿刺处。

(9) 送入Inove球囊导管。撤出扩张管，在透视下，沿左心房导丝送入Inove球囊导管至房间隔穿刺点处，顺时针轻旋球囊导管使导管尖端指向左心房，继续推送导管使之通过房间隔。待球囊导管的球囊部分全部通过房间隔后，将球囊延伸器回撤4~5cm，继续推送球囊导管使之沿左心房导丝在左心房内形成一半圆形，将内导管自球囊导管尾端的孔槽中松开并回撤，使球囊回复至原始长度，再回撤延伸器并推送球囊导管，使整个球囊导管的形态类似"P"，并将远端球囊适当充盈起来，然后将延伸器和左心房导丝一起撤出体外，测左心房压力及跨瓣压差。

(10) 引导球囊导管通过二尖瓣口。在透视监视下送入二尖瓣导管探条，逆时针方向旋转二尖瓣导管探条，并同时前后推送球囊导管，使导管尖端到达二尖瓣口位置，迅速将二尖瓣导管探条回撤3~4cm，通常会使球囊导管进入左心室。

(11) 扩张狭窄的二尖瓣口。当确定球囊导管游离在左心室腔内后，助手用1:5稀释造影剂将远端球囊进一步充盈，同时术者将球囊导管回撤使之卡在二尖瓣口上，此时，助手迅速将注射器中剩余的造影剂全部推入球囊，然后迅速回抽，整个充盈和回抽过程不超过5s，在回抽造影剂的过程中，球囊导管常会自动脱入左心房。

(12) 确定扩张是否终止。确定扩张是否终止取决于两个方面：①二尖瓣口面积是否足够大；②血流动力学检查和有无二尖瓣关闭不全的杂音，若跨瓣压差无明显下降，则可增加球囊的直径进一步扩张。

（13）球囊导管的撤出。扩张满意后即可撤出球囊导管。撤出球囊导管的顺序与插入球囊导管的顺序相反，将左心房导丝与球囊延伸器一同插入球囊导管内，将左心房导丝送入左心房，并使其远端打圈的软弹簧导丝完全在球囊导管外，然后再沿左心房导丝送入延伸器延伸球囊，一边延伸球囊，一边适当撤球囊导管，撤出球囊导管前，将左心房导丝适当回撤，仅使其末端柔软的部分露在球囊导管之外，同时撤除球囊左心房导丝。

（14）拔出动、静脉鞘管，伤口压迫止血、包扎，送 CCU。

5. 术中护理。

（1）心理护理。向患者解释 PBMV 术的手术方法、操作过程、注意事项、配合方法，消除紧张、恐惧心理。对于精神紧张者，给予适量镇静剂，保持良好的身心状态。

（2）患者护理。协助患者摆好手术体位，消毒手术野时注意患者保暖，协助医生铺巾，备好急救药品，抢救设备处于备用状态。

（3）防止发生造影剂过敏反应。术中常规应用地塞米松 10mg 静脉推注，如术中出现恶心、呕吐、荨麻疹等情况，应考虑造影剂过敏，立即告知医生，停止手术，对症处理并给予抗过敏药物。

（4）术中严密观察生命体征的变化。术中加强巡视，密切观察心电、血氧饱和度、压力的变化，如有异常提醒医生配合抢救。

（5）动、静脉穿刺成功后鞘管内给予肝素 2 000U，房间隔穿刺成功后静脉推注肝素 3 000U。

（6）当球囊扩张狭窄的二尖瓣时患者可能会出现黑矇、血压下降、心率减慢等症状，应通知术者，立即抽空球囊，恢复血流，并对症处理，纠正血压、心率、缺氧后再继续手术。

（7）术中及时填写《介入手术护理记录单》。

6. 经皮二尖瓣球囊扩张术（PBMV）成功的标准。

（1）瓣口面积较术前明显增大。

（2）心功能即血流动力学改善。

（3）无严重的并发症发生。

（4）心导管测量左心房平均压 <11mmHg，二尖瓣平均跨瓣压差 ≤6mmHg。

(三) 术后护理

（1）穿刺侧肢体制动 24h，沙袋压迫 8h，嘱避免抬头，避免穿刺侧屈腿，以免穿刺部位出血。

（2）注意穿刺侧足背动脉搏动情况，有无血肿、渗血及下肢水肿等情况。

（3）注意一般生命体征，如血压、心率、心律及尿量等，还应注意心音、杂音及肺部啰音的听诊。

（4）PBMV 术后用药。

1）术后常规给予阿司匹林及双嘧达莫，以防止创面发生血栓及粘连。

2）对于心房颤动患者，PBMV 术后继续应用洋地黄或 β 受体阻滞剂控制心室率，心房颤动若不复律者应长期口服阿司匹林或华法林抗凝，以减少血栓栓塞的危险。

3）术后常规静脉应用抗生素 3d。

（5）PBMV 术后应于 72h 后复查超声心动图、X 线胸片及心电图，若无症状，应于术后 3 个月、1 年进行复诊，此后应每年复诊 1 次。

五、PBMV 的并发症及处理

1. 心律失常。

（1）原因。①机械刺激心脏产生房性或室性心律失常，通常调整器械位置或撤出器械后心律失常即消失；②房间隔穿刺，可导致二度或三度房室传导阻滞，此多由于穿刺点过低、偏前而损伤房室交界区所致；③迷走神经反射，通常引起缓慢性心律失常。

（2）防治。①操作轻柔，房间隔穿刺点准确；②快速性室上性心律失常如持续存在，可给予药物、兴奋迷走神经或行电复律的方法；③迷走神经反射引起的缓慢性心律失常则可静脉给予阿托品；④对于术中发生心房颤动，则可在术中给予洋地黄类药物来控制心率，然后再择期复律。

2. 栓塞。

(1) 原因。①气体栓塞；②手术过程中抗凝不充分而造成血栓栓塞；③左心房内固有血栓脱落。

(2) 防治。①标准化操作，每次冲洗导管时要注意排气；②充分抗凝，并应勤用肝素盐水冲洗器械及导管；③PBMV过程中，球囊导管尽量远离左心房耳部；④房颤患者应先行经食管超声检查，若无血栓，则以华法林抗凝4~6周。

3. 心脏压塞。是PBMV最常见的严重并发症之一。

(1) 原因。①房间隔穿刺时穿破右心房壁；②扩张房间隔时穿破左心房壁；③球囊导管操作过程中穿破左心房壁。

(2) 防治。①穿刺房间隔时准确定位，穿刺后应先回吸，若抽出鲜红色血液则提示已穿入左心房，然后注射少量造影剂，以进一步核实是否穿入左心房；②若已发生心脏压塞，则应立即行心包穿刺，置管引流，并根据情况决定是否进行外科手术修补；③球囊导管到位以后才给予肝素进行全身抗凝，可减少心脏压塞的发生率及其严重程度；④送入穿刺针鞘管、导丝、扩张管及球囊导管时一定要轻柔，切忌硬推硬送。

4. 房间隔损伤及其所致的左向右分流。多由于球囊导管穿过房间隔所致，为减轻PBMV过程中的房间隔损伤，应注意：①当Inove球囊导管已卡在二尖瓣口且近端球囊已充盈时，应适当前送导管以缓解球囊导管对房间隔穿刺部位的牵拉；②Inove球囊导管通过房间隔时必须处于延长状态，减小其直径，从而减轻对房间隔的损伤；③在Inove球囊导管延伸后撤出左心房之前，应将左心房导丝收入球囊导管内，仅将末端柔软部分留在导管外，然后再将导管及导丝一起撤出，以防止导丝的坚硬部分划伤房间隔。

5. 二尖瓣关闭不全。是PBMV常见并发症。

(1) 原因。①瓣叶撕裂；②腱索断裂；③瓣叶穿孔；④乳头肌损伤而出现暂时的乳头肌功能失调。

(2) 防治。①尽量避免扩张瓣下；②在瓣膜条件差，尤其钙化明显时，扩张应遵守逐步递增球囊直径的方法；③一旦发生严重二尖瓣关闭不全，应注意保护心功能，给予减轻后负荷药物，减少二尖瓣反流量，根据病情发展情况再决定是否换瓣。

6. 球囊破裂。是较为少见的并发症。

第六节 右心导管检查术

一、右心导管检查术概述

右心导管检查属于心导管检查。心导管检查包括左、右心导管检查和左、右心室造影，其目的是明确诊断大血管病变的部位与性质，病变是否引起血流动力学改变及改变程度，为选择合适的介入手术或外科手术提供依据。

二、右心导管检查术适应证与禁忌证

(一) 适应证

(1) 先天性心脏病特别是心内有分流的先心病诊断。
(2) 心内电生理检查。
(3) 选择性冠状动脉造影。

(二) 禁忌证

(1) 一般只有相对禁忌证而无绝对禁忌证。
(2) 感染性疾病的急性期，如感染性心内膜炎、败血症、肺部感染等。

（3）未能纠正的严重出血性疾病。
（4）外周静脉血栓性静脉炎。
（5）严重肝、肾功能损害。

三、介入治疗的护理技术

（一）术前护理

（1）核对床号、姓名、手腕带诊断、手术名称，检查手术部位备皮情况，术前禁食，家属签字，术前用药等情况。

（2）检查病历是否已完成必要的实验室检查（如出凝血时间、肝肾功能检查、X线胸片、超声心动图等）。

（3）向患者及家属介绍心导管检查的方法和意义，手术的必要性和安全性，以解除患者及其家属的思想顾虑和精神紧张，必要时术前夜间口服地西泮5mg。

（4）术前必须测量是否有体温升高等，如有体温升高必须排除各种感染，并通知术者，必要时暂时停止手术，进一步检查与治疗，待体温正常后3d再手术。

（5）儿童、未婚患者在腰部垫铅裙，防止X线对生殖系统造成不可逆伤害。

（6）麻醉机及呼吸机的准备，吸引器的准备，四肢的固定，手术部位的固定等。

（二）术中护理

1. 药物准备。

（1）常规药品。利多卡因、阿托品、多巴胺、地塞米松、肝素。

（2）麻醉药品。咪达唑仑（力月西）、氯胺酮、芬太尼。

2. 用物、器械准备。

（1）检测心电监护仪、除颤仪、临时起搏器、指脉氧监测、氧气、负压吸引器装置处于备用状态。

（2）无菌包类。器械包、敷料包。

（3）无菌物品。台上用物：动脉鞘1个、10ml注射器2支、20ml注射器2支、0.035″×145cm钢丝1根、压力延长管1个、5F多功能造影管1个、11号刀片1个、塑料布2个、铅屏罩1个、球管罩1个、三通管2个、Y接头1个。

3. 路径。右心导管检查是给外周静脉穿刺、插管，使其前端经右心房、右心室到肺动脉，观察并测量上述部位的压力、血氧含量及血流动力学的改变。

采血顺序：上腔静脉→右心房上、中、下→下腔静脉→左肺动脉→主动脉→右心室流出道→右心室中→右心室流入道→股动脉。

4. 术中护理配合。

（1）术中注意观察心电图、心脏内压力，详细记录各心腔内压力曲线图及参数并保存资料。

（2）配合术者取血，测量氧饱和度或血气值。

（3）心室造影前，准备抽回血，排除导管及造影系统内的气体，严防栓塞的发生，根据不同部位及不同要求造影，按医嘱选择不同的造影速度、压力及总容积。

（4）全身麻醉患者要注意麻醉护理，去枕、肩下垫一薄枕，使得气道拉直。患者有痰时，要及时清除。当患者有呕吐时，必须让其头侧向一边，并及时消除口腔内异物，以防造成窒息。

（三）术后护理

（1）静脉穿刺术侧制动4~6h，动脉穿刺以左手示指、中指两指压迫穿刺点止血30min，压迫点在穿刺点近心侧1~2cm处，以确保压迫点是穿刺进入动脉处，确认无须局部压迫止血后，以弹力绷带加压包扎，用1kg重的沙袋压迫局部穿刺点6~8h，穿刺侧肢体制动12h，卧床制动期间做好生活护理。

（2）定时扪及穿刺侧足背动脉搏动的强弱，并与未穿刺侧进行比较，以确诊穿刺侧动脉搏动明显变化，观察穿刺侧有无局部血肿，当穿刺侧血肿明显增大或穿刺点有新鲜出血时，必须加压，直至出血停止。

（3）围术期抗感染治疗。

（4）生命体征的监护包括体温、脉搏、呼吸、血压等的监护，术后的卫生宣教，注意术后肢体的活动，如果局部有硬块可热敷或理疗。

（5）全身麻醉术后麻醉护理。

四、并发症及处理

1. 心律失常。是心导管检查过程中最常见的并发症，可发生各种类型的心律失常，如果心律失常为偶发，不引起血流动力学改变，不需要药物处理或终止导管检查，为轻度心律失常。严重心律失常时则需要药物或器械复律治疗，对严重心律失常需早期诊断，及时处理。

2. 心搏骤停。表现为心脏突然或短时间内停止跳动，为心导管检查最严重的并发症，往往发生于严重心脏病变、复杂畸形及全身状态不良患者，需要急救处理。处理原则是迅速建立血液循环，维持有效血压及有效呼吸，预防心搏骤停引起的心、脑、肾等重要脏器的损害。

3. 缺氧发作。先心病患者在导管术时和术后常引起或加重缺氧发作，不及时处理可引起严重并发症甚至死亡。处理：维持呼吸道通畅，纠正酸中毒，解除右心室流出道痉挛，维持血压，必要时外科手术。

4. 血压下降。较为常见，主要原因有酸中毒、低血糖，术中或术后失血，缺氧发作，心功能不全，严重心律失常，心脏及大血管穿孔等。处理及预防：术前改善患者全身状况，纠正酸中毒及低血糖，及时纠正影响血压的并发症。

5. 造影剂过敏。轻者表现为恶心、呕吐、荨麻疹、皮肤瘙痒，重者表现为喉头水肿、呼吸道梗阻、过敏性休克等，需立即静脉注射肾上腺皮质激素、升压药等对症治疗。

6. 血栓形成。一旦发现插管侧股动脉搏动减弱、肢端变凉，说明动脉内血栓形成；如肢体肿胀、颜色发暗，说明静脉内血栓形成。处理原则是尽早诊断，早期处理。

7. 出血及局部血肿。穿刺点出血形成局部血肿，予以加压包扎止血，已形成的血肿可行治疗促进血肿吸收。

8. 血管穿孔。动-静脉瘘及假性动脉瘤形成，多发生于股动脉，予以加压包扎部分能愈合，不能愈合者需行外科手术。

9. 心脏及大血管穿孔。原因不明的急剧血压下降、心导管位置异常、压力曲线异常改变、心脏压塞提示心脏穿孔或大血管穿孔。对于心脏压塞行心包穿刺，部分能有效缓解心脏压塞症状，如症状未缓解或加重，应行心包切开，修补心脏穿孔。心房及大血管穿孔，因其壁薄，无自行闭合的可能，故应保持导管原位不动，急行开胸修补术。

第四章

介入围术期护理

第一节 介入治疗术前检查

心血管介入治疗术前要有完善的临床相关检查，主要包括一般检查、实验室检查和辅助检查。

一、一般检查

一般检查主要指生命体征及血管情况的检查。

生命体征的检查主要指患者周身状况好，体温、脉搏、血压、心率均在正常值范围内。

穿刺部位血管的检查主要指检查双侧股动脉、腘动脉、足背动脉及肱动脉搏动情况，拟从桡动脉介入者，需行常规 Allen 试验检查。Allen 试验方法：双手同时按压住患者桡动脉和尺动脉，嘱患者反复用力握拳和展开手掌，重复 5~7 次至手掌变白，松开对尺动脉的压迫，继续压迫桡动脉，观察手掌颜色变化。若手掌颜色在 10s 内迅速由白变红或恢复正常，则 Allen 试验呈阳性，说明桡动脉和尺动脉之间存在良好的侧支循环，可进行桡动脉穿刺；相反，若手掌颜色在 10s 内未变红或恢复正常，则 Allen 试验呈阴性，不宜做桡动脉穿刺。

二、实验室检查

1. 血、尿、便常规检查。检验有无尿、便的潜血阳性，血常规检验中的血红蛋白、血小板、白细胞计数等均应在正常范围内。

2. 血液检查。主要包括出凝血时间、血型、凝血酶原时间、肝功能、肾功能、血糖、血脂、电解质，以及艾滋病、梅毒螺旋体等项目的检查。对于急性心肌梗死及不稳定型心绞痛患者，还需做心肌酶学［肌酸激酶（CK）、谷草转氨酶（SGOT）、乳酸脱氢酶（LDH）及肌酸激酶同工酶（CK-MB）］的测定。

三、辅助检查

1. 常规心电图。这是一种无创性检查冠心病的方法，在临床上应用比较广泛。冠心病患者心肌缺血时，心电图上可出现损伤型 ST 段改变和（或）缺血型 T 波改变，甚至坏死型 Q 波形成，并在心电图的相应导联部位出现这些改变。但是，心肌缺血与心电图的改变并不一定呈平行关系。心电图可使术者在手术前对患者的血管病变有初步的了解。

2. 胸部 X 线片检查。该法是现代心血管疾病临床诊断的重要组成部分，但普通的 X 线检查多不能直接显示心脏病变本身，它的诊断是根据心脏轮廓的改变，借以推测心脏各房室和大血管的大小、形态及位置等形态学变化，心脏搏动的功能、状态及肺循环的血流动力学状态。为了使 X 线平片能显示各房室及大血管内部结构及边缘，将心脏大血管 X 线影像分为四个体位检查，即后前位、右前斜位、左前斜位和左侧位。后前位是基本位置，一般取立位，另外依据病情需要，选择斜位或左侧位，每种体位各有侧重。

3. 心脏超声心动图。这是心脏介入手术的常规检查。心脏超声检查是通过检测心血管的解剖结构、活动情况以及心腔内、大血管内的血流，提供有关心血管的解剖与活动功能方面的资料，做出对疾病的提示或提供辅助诊断依据。二维超声心动图在临床评价冠心病中起到了重要作用，它对于观察心脏结构与心壁各部分的运动功能较为直观，是最主要的检查方法。

4. 心电图运动试验检查。这是一种心脏负荷试验，是通过一定负荷量的生理运动增加心肌的氧耗，从而了解心脏病理变化的技术。用心电图的改变为主要检查指标，观察有无心肌缺血的表现。主要用于冠心病的诊断及冠心病患者心功能和预后的评估。运动试验的类型主要包括活动平板运动试验、双倍二阶梯运动试验、踏车运动试验三种。其中，活动平板是目前常用的器械运动中引起心肌耗氧量最高的活动方式，亦最接近理想的生理运动形式。临床上运动试验可以帮助筛选高危患者，评价临床药物或手术治疗效果，确定患者的运动耐量及了解患者预后等。

5. 动态心电图检查。指连续记录24h或更长时间的心电图，又称为Holter检测。可以了解冠心病患者心肌缺血的发作次数、发作时间及持续时间、程度，发作时心律、心率的变化等。它也是心律失常患者拟行射频消融术、梗阻性肥厚型心肌病患者拟行化学消融术的术前常规检查。

6. 经食管心脏超声。这是心房颤动患者行射频消融术的术前常规检查，检查左右心耳的病变（血栓）、瓣膜赘生物及肺静脉内血栓，防止手术时血栓及赘生物脱落形成栓塞。检查前需禁食4~6h。

第二节 冠状动脉造影及介入治疗护理

一、术前护理

1. 完善检查。在术前完成血、尿、便常规，出凝血时间，肝、肾功能，电解质，心肌酶谱，乙肝五项，梅毒，艾滋病，心电图，超声心动图，胸部X线片等检查。

2. 术前签字。术者与患者家属谈话并签手术同意书，说明手术目的、手术过程及可能出现的并发症。

3. 准备穿刺部位。股动脉穿刺者，根据医嘱备皮。桡动脉穿刺者做Allen试验。检查患者双侧股动脉、足背动脉和桡动脉搏动情况，以便与术中、术后对照观察。

4. 术前训练。在医护人员的指导下，进行必要的术前配合训练，如吸气和屏气、用力咳嗽和床上排尿。

5. 饮食准备。术前不需禁食，但不宜过饱，尽量食用易消化的食物。

6. 术前用药。术前1d应顿服阿司匹林、氯吡格雷（波立维：已服波立维75mg/d、3d以上者不需顿服）。

7. 患者准备。术前患者卧床休息，保持情绪稳定，于患者左侧肢体建立静脉通道。排空大、小便，情绪紧张者可遵医嘱术前30min肌内注射地西泮。

二、术后护理

1. 持续监护。患者入住冠心病监护病房，持续24h心电、血压、血氧饱和度监测，密切观察心电示波及生命体征，观察有无ST段下移、抬高或T波倒置，及时发现心律、心率的变化及心律失常的发生。定期监测血小板、出凝血时间的变化。

2. 持续鼻导管吸氧6~8h。术后鼓励患者大量饮水，24h饮水量>2000ml，饮食以流质或半流质为主，补充水分以增加尿量；在患者心功能情况允许下，24h静脉输液3000ml左右，准确记录术后24h尿量，促进造影剂排泄，及早发现造影剂肾病。

3. 遵医嘱。应用抗生素预防感染。

4. 经皮腔内冠状动脉成形术（PTCA）后。常规给予肝素抗凝以预防血栓形成。应按医嘱准确给药，严格掌握剂量和时间，并注意观察有无出血倾向，如伤口渗血、皮下瘀斑、牙龈出血等。

5. 股动脉内留置鞘管部位的护理。

（1）撤出鞘管前，该侧肢体平伸，防止折损鞘管。

（2）一般于术后4h拔除鞘管，撤出鞘管后，按压穿刺部位15~20min以彻底止血。以弹力绷带加压包扎，沙袋压迫6h，穿刺下肢制动12h，防止出血。此期间，该侧肢体平伸，观察局部有无出血、渗血。如遇顽固性出血，可用蘸有6-氨基己酸类抗纤溶药物的纱布局部压迫止血。24h后如无出血等并发症可下床活动。

（3）应用动脉压迫装置进行压迫止血时，患者一般在术后就可立即止血，穿刺侧下肢制动4h，即可在床上进行轻微的活动，此时嘱患者避免情绪激动，防止血压增高，提醒患者穿刺侧肢体活动不可太大，卧床期间指导患者在咳嗽、打喷嚏、排尿或排便时用手掌轻压穿刺点，以减少局部压力，防止穿刺点出血和血肿。如发现穿刺点有出血和血肿形成，要及时通知医生做好相应处理。无出血、血肿者6h可以下床活动。嘱患者下床活动后，3d内不要做爬楼、开车、弯腰等活动，1周内不要提重物，防止穿刺点出现血肿和假性动脉瘤。

6. 桡动脉穿刺。术后即刻止血，应用桡动脉压迫装置压迫止血，嘱患者穿刺侧上肢不要用力活动，一般4h解除止血压迫装置，再用弹力绷带轻轻加压包扎，12h后如无出血、血肿可解除弹力绷带包扎，用创可贴覆盖穿刺伤口即可。

7. 不良反应的观察及护理。

（1）腰酸、腹胀。多数由于术后平卧、术侧下肢伸直24h的体位所致。应告诉患者起床活动后会自然消失，可适当活动未穿刺侧肢体，严重者可适当按摩腰背部以减轻症状。

（2）穿刺局部出血或血肿。嘱患者术侧下肢保持伸直位，须在拔管后24h方可活动；患者咳嗽及小便时需用力压紧穿刺点；术后严密观察伤口情况，如有出血应重新包扎；对于局部血肿及淤血者，可用50%的硫酸镁湿热敷或理疗。

（3）栓塞。栓子可来源于导管或导丝表面的血栓，或因操作不当致粥样硬化斑块脱落等。因此，术后应注意观察双下肢足背动脉搏动情况、皮肤颜色、湿度、感觉改变，下床活动后肢体有无疼痛或跛行等，发现异常及时通知医师。

（4）尿潴留。系因患者不习惯床上解小便而引起。护理人员应训练患者床上排便；做好心理疏导，解除床上排便时的紧张心理；诱导排尿，如用温水冲洗会阴部、听流水声、热敷下腹部等，或按摩膀胱并适当加压。以上措施均无效时可行导尿。

（5）低血压。在拔除鞘管时和伤口局部加压时易引发血管迷走反射，出现低血压，少数为硝酸甘油滴速过快引起。应密切观察血压变化；学会判断迷走反射性低血压，常表现为血压下降伴心率减慢、恶心、呕吐、出冷汗，严重时心跳停止。一旦发生则立即报告医师，给予阿托品1mg、多巴胺5~10mg静注；静滴硝酸甘油时要严格控制滴速，并监测血压。

（6）造影剂反应。造影剂过敏反应发生时间通常在注入造影剂数分钟至半小时内，偶见数小时至数日后出现的迟发反应。据国外文献报道迟发反应的发生率为8.0%。发生迟发反应与常见过敏反应的处理原则一致。如极少数患者注入造影剂后出现皮肤潮红、皮疹或寒战等感觉，经使用地塞米松后可缓解。肾功能损害及严重过敏反应罕见。如出现重度喉头水肿、呼吸困难及休克等严重过敏反应症状时，按照过敏性休克进行抢救。

（7）心肌梗死。是由于支架内急性或亚急性血栓形成导致急性闭塞所致。所以术后要经常了解患者有无胸闷、胸痛等症状，并注意有无心肌缺血的心电图表现。如发现心电图有心肌缺血的改变，要通知导管室准备急诊介入手术。

8. 健康教育。

（1）日常活动要劳逸结合，避免情绪激动，防止着凉，预防感冒。

(2) 坚持服用抗凝药物，定期测定凝血时间和凝血酶原时间及白细胞与血小板等。

(3) 低脂、低胆固醇饮食，少食多餐，戒烟、戒酒。

(4) 出院随访。术后1个月、3个月、6个月门诊随诊。定期复查心电图、血脂、血糖。

(5) 9个月后复查冠状动脉造影，心前区如有不适应及时就诊。

第三节　射频消融术护理

导管消融是指通过静脉或动脉血管进入心脏的电极导管输入一定的物理能量，以破坏心动过速病灶及折返途径，达到根治或控制心律失常发作的一种介入性治疗。

一、术前护理

(1) 进行相关的术前检查。如血常规、凝血功能、肝肾功能、超声心动图、心电图及胸部X线片。心房颤动患者的射频消融还需做经食管超声检查，主要是检查左、右心耳的病变（血栓）及瓣膜赘生物和肺静脉内血栓，防止手术时血栓及赘生物脱落形成栓塞。

(2) 向患者介绍射频消融手术的目的、方法及注意事项。告知患者在手术过程中如感到心悸、胸闷等不适感时立即报告医护人员，以便及时处理。另嘱患者术前1~2d练习床上排大小便。

(3) 常规清洁备皮。备皮范围为右侧颈部、腋下、双侧腹股沟及会阴部。同时检查患者的足背动脉搏动情况，以便于术中、术后做搏动情况的对照。

(4) 术前一晚遵医嘱应用镇静剂。以保证睡眠质量，克服紧张情绪。

(5) 一般的射频消融手术术前不需禁食，手术当天给予低脂、易消化、清淡饮食，饮食不宜过饱。心房颤动患者进行射频消融手术时，由于进行基础麻醉要在术前6h禁食，服药时可少量饮水。

(6) 术前3d应停用各种抗心律失常药物，停用药物时间应在体内代谢的5个半衰期以上，消除药物对心肌细胞电生理特性的影响，减少手术中诱发心律失常的可能性。口服胺碘酮者，需要停药1个月后药物才能完全排出体外。

(7) 术前在左下肢留置静脉留置针，以便术者右侧操作方便，而左上肢用于血压监测。进入导管室前排空大、小便。

二、术后护理

1. 生命体征的观察。术后遵医嘱进行心电监护和生命体征的观察。尤其加强体温的观察，每4h测量一次，如体温超过37.5℃要检查有无穿刺部位感染和感染性心内膜炎。对心房颤动射频消融患者在术后1~2周的高热要警惕心房食管瘘的发生。心电监护一般24~48h。

2. 术后患者的体位。患者术后取平卧位，消融左侧房室旁路时因采用股动脉入路，在鞘管拔除后嘱患者穿刺下肢制动6~8h，防止出血。12h后可左右翻身，16h后可下床活动，卧床期间注意活动脚趾，做足背屈伸运动，避免深静脉血栓形成。消融右侧房室旁路或改良房室结时采用股静脉入路，则嘱患者平卧4h后下床活动。

3. 穿刺部位护理。穿刺部位用弹力绷带固定、加压，不可太紧，以免引起皮肤破损，增加感染机会。注意观察术侧肢体血运情况，皮温、皮肤的颜色是否正常，观察足背动脉的搏动情况。穿刺部位出现血肿可用热敷，促进血肿吸收。足背动脉搏动减弱或消失时，要立即向医生报告，以便及时采取措施。

4. 预防感染。导管经血管穿刺送入心脏，增加了感染的机会，尤其是感染性心内膜炎会带来严重的后果。因此，要严格执行无菌操作，导管、鞘管和各种器械的消毒一定要严格，同时术后使用抗生素。

5. 饮食护理。饮食上给予高蛋白、高维生素的易消化饮食。由于手术时间较长，加上术中体力消耗，术后应注意液体的补充，如不注意液体的补充，易发生低血容量性休克。

6. 保持二便通畅。术后24h大小便应在床上，当发生尿潴留时应及时诱导排尿或导尿，以免膀胱过度充盈而发生意外。术后可常规给予缓泻剂，预防腹胀、便秘，必要时进行肛管排气、灌肠。

7. 并发症及处理。

（1）心包填塞。射频消融术心脏压塞的发生率为0.2%~0.6%，为严重并发症之一。其产生原因为冠状动脉窦破裂、心脏穿孔。在手术过程中或手术后，一旦患者出现胸闷、心搏减弱、血压下降、心影扩大，则应高度怀疑为心包填塞。有条件立即进行超声检查明确诊断。若无急诊超声条件应根据患者临床症状综合分析判断，必要时应立即做心包穿刺引流。若已用肝素，应给予鱼精蛋白对抗治疗。同时快速补充液体并准备输血。经上述处理病情仍不缓解者，应行外科手术治疗。

（2）三度房室传导阻滞。术中如出现短暂三度房室传导阻滞应立即停止手术，并给予静脉推注地塞米松，多数患者的房室传导阻滞可恢复正常。个别传导系统永久性损伤的患者则需要安装永久性心脏起搏器治疗。

（3）心室颤动。立即行体外除颤。

（4）血管并发症。主动脉血栓形成和栓塞。术后严密观察足背动脉的搏动情况，发现血栓形成或栓塞征兆应及时、及早处理。早期可采用拉网法取出血栓。对发现较晚者采取血管内溶栓治疗。动-静脉瘘的发生主要是因为穿刺股静脉时进入股动脉、术后压迫止血不当，经听诊血管杂音及床旁超声明确诊断后可持续压迫半小时或更长时间加压包扎，如不能缓解或发生大的假性动脉瘤可行外科修补术。

8. 健康教育。术后72h不要参加剧烈的体育活动，以后逐渐恢复正常活动。服用抗凝药阿司匹林，连续1个月，以免发生下肢静脉血栓形成，预防血栓性疾病的发生。术后第1、3、6个月来医院复查。

第四节 梗阻性肥厚型心肌病化学消融术护理

梗阻性肥厚型心肌病肥厚室间隔的化学消融术全称为"经皮经腔肥厚室间隔心肌消融术"，是心内科介入治疗的一项发展技术。其原理是将肥厚室间隔的血液供应阻断，使肥厚室间隔部位的心肌细胞缺血、坏死，从而使其瘢痕化而逐渐变薄，达到缓解患者症状的目的。

一、术前护理

（1）完善术前检查。检查胸片、超声心动图、心电图、肝功能、肾功能、血液分析以及艾滋病及梅毒螺旋体等项目。

（2）皮肤的准备。术前给予双侧腹股沟区备皮，同时检查患者的足背动脉搏动情况，以便术中、术后做搏动情况的对照。

（3）医护人员向患者介绍手术的基本操作过程，嘱患者在术中如出现不适症状应立即告诉术者，以便使术者尽快采取治疗措施；并向患者讲解术后可能出现的情况，使其做好充分的思想准备，积极地接受手术。

（4）嘱患者练习床上排便、排尿，如床上排尿困难者可给予导尿。

（5）饮食指导。患者手术当日可正常进食，但不宜饮食过饱，最好吃一些粥类和面汤类较软、易消化的食物，不宜食用奶制品、含糖量高的食物及生冷食物。术前一餐吃六七成饱为宜。

（6）患者进入导管室之前要排空大小便，并在左上肢或下肢留置静脉留置针，以便术中备用。

（7）对于精神紧张的患者可遵医嘱在术前一晚使用镇静药。

二、术后护理

（1）进入监护病房，按急性心肌梗死患者监护要求观察病情变化。卧床24~18h，持续心电、血压监测48~72h，注意记录心律失常及其他病情变化。

(2) 注意观察股动脉穿刺部位情况，一般于术后 4h 拔除动脉鞘管，另外加强观察术侧肢体血运情况、皮肤温度、颜色及足背动脉搏动情况。

(3) 卧床期间指导患者进行床上肢体活动，以防止下肢深静脉血栓形成或发生肺梗死，还可以使用气垫床避免术后卧位带来的腰痛。

(4) 对安装临时起搏器的患者，密切监测起搏器工作情况，注意有无心包填塞情况。因临时起搏导管一般需保留 48～72h，要加强起搏导管穿刺部位的护理，防止临时起搏导管脱位和穿刺部位感染。

(5) 术后 6h、24h、48h，测定心肌酶谱和肌酸同工酶各一次。

(6) 观察患者有无心前区疼痛，患者疼痛时及时报告医生，遵医嘱给予止痛剂，以减少患者因疼痛、烦躁而导致的病情变化。

(7) 饮食。可给予低盐、低脂饮食，进食不可过饱，因卧床消化功能减退及不习惯床上排便等造成的排便困难常规予以缓泻剂，排便时要求护士在床旁观察心率、血压的变化。

(8) 出院指导。定期门诊随访，术后不要参加剧烈的体育活动，以后逐渐恢复正常活动。增强机体抵抗力，防止上呼吸道感染。

第五节　先天性心脏病介入治疗护理

先天性心脏病常见的介入治疗主要有经皮球囊肺动脉瓣成形术、经皮球囊二尖瓣成形术、房间隔缺损封堵术、动脉导管未闭栓塞术、室间隔缺损封堵术等。它具有外科手术治疗的效果，但创伤较小，安全性高。

一、术前护理

(1) 完善术前各种检查，了解患者简要病史，进行必要的心理沟通。

(2) 患者术晨禁食水 4h，排空大小便，年龄较小行全身麻醉的患儿要禁食水 6h。术前要测体温、脉搏、血压，并做好记录。

(3) 皮肤的准备。术前一天清洁皮肤，常规给予双侧腹股沟区备皮。同时检查患者的足背动脉搏动情况，以便于术中、术后做搏动情况的对照。

(4) 术前一晚遵医嘱口服适量镇静剂，以保证充足睡眠。患者入导管室前建立静脉通路，留置静脉留置针。

二、术后护理

(一) 常规护理

(1) 手术结束后患者进入监护病房，进行生命体征的监护。术后每 15～30min 测体温、脉搏、呼吸、血压各一次并记录，共 4 次。行心电监护 6～12h，严密监测血氧饱和度，如血氧饱和度低于 95% 应查找原因，及时报告医生妥善处置。

(2) 密切观察伤口有无出血、渗血，红肿及感染等情况，保持伤口干燥。右下肢伸直制动 6～10h，静脉穿刺沙袋压迫 4h，动脉穿刺沙袋压迫 6h。婴幼儿全身麻醉到清醒过程中有躁动者，易造成穿刺部位再次出血，按医嘱给予镇静剂。

(3) 全身麻醉患儿及神志不清的患儿应将头偏向一侧，注意患儿的呼吸情况，防止分泌物过多阻塞气道，避免误吸而导致吸入性肺炎或窒息，必要时给予吸氧。禁食期间注意保持静脉液路通畅，待患儿苏醒 2h 后才可适量进食。

(4) 术后平卧 12～24h，卧床期间一切生活护理均由护理人员协助完成。为防止低血糖发生，应先协助患儿适当进食再休息，注意保持病房安静。

(5) 先天性心脏病介入诊疗术经静脉进入导引钢丝、球囊、伞状闭合器等操作，易造成血管内膜损伤而致血栓形成。另外，术后包扎过紧、沙袋压迫时间过长也易导致血栓。因此要求密切观察足背动脉搏动情况，及皮肤的温度、颜色、知觉等。防止栓塞、供血障碍而导致坏死。

（6）注意排尿时间及尿量。因尿量多少反映肾功能及心功能情况，尤其是使用造影剂的患者更应密切关注，如尿少或无尿，应及时报告医师妥善处置。

（7）注意皮肤及巩膜有无黄染出现，因造影后可能会引起肝功能损害，使胆汁排出障碍而引发黄疸。

（8）术后第二天做胸部X线检查，心电图和超声心动图的检查，观察封堵器位置及有无残余分流。

（9）出院指导。术后3个月内避免剧烈活动，防止封堵器脱落。3个月后可解除运动限制。注意保暖，减少上呼吸道感染。遵医嘱服用抗凝药，定期复查。

（二）术后并发症的观察护理

1. 封堵器脱落及异位栓塞。这是动脉导管未闭封堵术的严重并发症，封堵器脱落后常常进入肺循环，患者可出现胸痛、呼吸困难、发绀等。因此，术后应密切观察患者有无胸闷、气促、胸痛、发绀等症状，注意心脏杂音的变化。

2. 机械性溶血。这是动脉导管未闭封堵术罕见的严重并发症。一般认为溶血与残余分流有关，通过已封堵动脉导管未闭的血流速度越快，越易发生机械性溶血。因此，术后要严密观察患者心脏杂音的变化，72h内应严密观察患者的面色有无贫血貌，定时查血常规、尿常规、血红蛋白，如患者面色苍白，尿检示血红蛋白尿，血红蛋白下降至70g/L以下，则表明严重溶血。要及时报告，并做好再次封堵的准备。

3. 感染。加强感染性心内膜炎的预防，术后按医嘱使用抗生素3~5d，并注意监测体温的变化。

（三）房间隔缺损封堵术患者的护理

（1）注意遵医嘱抗凝，因左心房压力低，血流恢复慢，在封堵器周围内皮细胞未完全覆盖之前，易导致血栓形成。护理人员要讲解抗凝的重要性，告诉患者及家属要严格遵医嘱用药。

（2）房间隔缺损的患者常合并房性心律失常，加上血黏度高和心房内异物，易导致血栓形成或栓子脱落。因此，术后患者如有呼吸困难，应立即查明是否有肺栓塞等原因，并及时处置。

（3）封堵器如脱落一般落在右心房，会导致右心功能不全的症状。如有右心循环障碍的临床表现，应及时报告，妥善处置。

（四）室间隔缺损封堵术患者的护理

室间隔部位的传导系统丰富，一旦封堵器影响三尖瓣的血流或压迫致机械损伤房室传导系统，会出现房室传导阻滞或束支传导阻滞，应密切观察患者心电监护和心电图的变化。另外，还可能出现急性主动脉瓣关闭不全，应主动询问患者有无心前区不适、头部动脉搏动感等，动态观察患者的血压变化，注意脉压的大小及周围血管征，有异常情况及时向医生报告。

第六节　永久起搏器植入护理

植入永久性心脏起搏器，不需要开胸，手术创伤小，患者痛苦较小。一般电极导管经头静脉或锁骨下静脉植入心房或心室。起搏器埋藏于右侧或左侧胸部皮下组织。起搏器的基本类型有4种，分别是单腔起搏器、双腔起搏器、三腔起搏器及四腔起搏器。

一、术前护理

（1）进行相关的术前检查，包括血常规、凝血功能、肝肾功能等实验室检查，还有动态心电图、胸部X线及心电图等辅助检查。

(2) 为患者进行皮肤准备，备皮范围包括左或右侧颈部、腋下及胸部。备皮后，患者需清洁沐浴，病情不允许者应用温水擦洗手术区域。

(3) 对于正在服用抗凝药物的患者，术前 3～5d 停用这些药物。如不能停用药物者，术前应准备止血药，以备术中使用。

(4) 嘱患者术前 1～2d 练习床上解大小便，对于高龄、床上排尿困难的患者应留置导尿。

(5) 术前心力衰竭患者加强控制心力衰竭，保证患者能平卧 1d。

(6) 饮食给予低脂、易消化、清淡、高营养食品，少食多餐。

(7) 为减轻患者对手术的恐惧紧张心理，遵医嘱手术前晚或术前应用镇静剂。

(8) 术前左侧肢体建立静脉通道，以保证手术中用药。

二、术后护理

(1) 术后患者回监护病房，将患者平移至床上，并保持上身不动。术后卧床 1～3d，如患者对平卧不适应，可抬高床头 30°～60°，双下肢可以活动。

(2) 加强生命体征的观察。

1) 进行心电监护 24～48h，观察心脏的起搏情况，如发现有心律失常、期前收缩，应立即报告，避免发生危及生命的严重心律失常。

2) 观察呼吸频率、节律和强度的变化，如果突然出现呼吸急促和不能解释的胸痛时，应观察有无心律失常、咯血、低血压和发绀等症状，如出现上述症状，则提示有肺栓塞的可能。

3) 术后常规测量血压，如发现不明原因的低血压，起搏随着体位或呼吸运动而改变，并出现胸痛或上腹部疼痛，听诊闻及心包摩擦音时，应考虑心肌穿孔的可能。如出现休克症状、静脉压增高、奇脉时，应考虑心包填塞的可能，要立即报告并做好抢救工作。

4) 观察体温，及时发现机体的全身情况，测体温 4 次/日。一般术后 3d 内有低热，体温 <38℃，如果持续时间长应考虑有感染的可能。

(3) 卧床休息是预防电极脱位最有效的方法之一。卧床期间不能坐起或翻身，护士要指导患者进行床上活动，双下肢和健侧上肢不限制活动，术侧上肢术后当天可做握拳运动，第二天可做外展及轻度抬高，每日递增。1 周后可触摸到对侧耳垂。

(4) 切口用沙袋压迫 6～8h，观察手术切口是否清洁、干燥，有无渗血、出血、血肿及感染。

(5) 预防性使用抗生素 2～3d，禁止使用活血化淤药物，防止术区皮下淤血。

(6) 由于患者生活习惯的改变，常引起便秘，而用力屏气易造成电极脱位及原有心脏病加重，因此给患者食用易消化、不产气和富有维生素的食物，减少腹胀，以防发生便秘。出现腹胀时，可根据情况给予肛管排气。

(7) 保持切口处皮肤清洁干燥，严格无菌换药，术后 24h 换药一次，伤口无异常可 2～3d 换药一次。换药时密切观察切口处皮肤是否有红肿热痛、渗血，切口处皮肤有无血肿及波动感。如切口出现红肿热痛、渗血则为并发感染，要求坚持每天换药一次。如切口愈合良好，术后第 7d 拆线。

(8) 出院指导。

1) 患者出院后需每天自测脉搏，一般应在安静时和早上醒来未起床时进行测定，并做记录。如发现异常及时到医院检查。

2) 保持安装起搏器囊袋处皮肤清洁、干燥，衣服宽松，防止摩擦，洗澡时不要用力揉搓，防止出现皮肤破溃、感染。

3) 患者如有心慌、心悸、头晕、心率低于起搏器设定的频率时，应立即到医院描记全套心电图。

4) 要告知患者不能做磁共振成像（安装抗核磁起搏器除外）、超声波检查，手术时不能使用电手术刀，不要使用强磁场的电浴盆。如强磁场对起搏器有干扰时要立即离开现场。

5) 避免进入有电磁场的环境，如理疗室、高电压区，避免使用电剃须刀、口腔电钻、电磁炉、微波炉等。避免术侧肢体提举重物，以防电极脱位。

6）定期到医院做起搏器功能监测，术后 1~3 个月需要复查 1 次，此后每半年随诊 1 次。

7）告诉患者所安装起搏器工作的年限，在起搏器工作后期，嘱患者到医院进行检查，以防发生意外。

第七节 介入治疗辅助装置及护理

在重症心脏病患者心脏介入治疗过程中，术者为了更好地保护患者的生命安全，需要给患者使用一些保护心脏功能的辅助装置，如主动脉内球囊反搏、临时起搏器安置等。

一、主动脉内球囊反搏的监护及护理

主动脉内球囊反搏术（IABP）是目前心脏血管疾病临床应用比较广泛并且有效的机械性辅助循环装置。随着主动脉内球囊反搏技术的不断更新，IABP 越来越成为救治重症心脏病患者的"必备武器"。

（一）适应证

（1）各种原因引起的心力衰竭，如急性梗死并发心源性休克、围术期发生的心肌梗死、体外循环后低心排出量综合征。

（2）急性心肌梗死后发生的机械性并发症，如乳头肌断裂、二尖瓣关闭不全、室壁瘤。

（3）内科治疗无效的不稳定型心绞痛。

（4）缺血而致的室性心动过速。

（5）冠状动脉左主干病变患者手术前。

（6）高危患者或冠状动脉造影及介入治疗失败的患者。

（7）多支、广泛的冠状动脉狭窄合并心瓣膜病变拟行换瓣术的围术期辅助循环。

（8）神经外科需要增加脑血流灌注的情况。

（9）低心排血量（如感染性休克、烧伤性休克）。

（二）禁忌证

（1）主动脉瓣关闭不全。

（2）主动脉夹层动脉瘤或胸主动脉瘤。

（3）脑出血或不可逆性的脑损害。

（4）心脏病或其他疾病的终末期。

（5）严重的凝血功能障碍。

（6）严重低血压状况，平均压 <60mmHg 者疗效不好。

（7）周围血管疾病放置气囊管有困难者。

（三）术前护理

（1）向患者及家属做好解释工作，取得合作。

（2）给予双侧腹股沟区穿刺部位备皮，清洁。

（3）了解双侧股动脉及足背动脉搏动情况，听诊股动脉区有无血管杂音。

（4）给予留置导尿，建立静脉通路，以备术中急用。

（5）化验室检查血液分析、凝血四项。

（四）术后护理

（1）患者绝对卧床休息，插管侧大腿弯曲不应超过 30°，床头抬高也不应超过 30°，以防导管打折或移位。护理人员应协助患者在允许的范围内移动。

（2）持续心电监测，观察心率、心律及 QRS 波变化，发现恶性心律失常，立即对症处理，以免影响球囊反搏效果甚至停搏。记录 24h 出入量。严格掌握输液速度和输液量，防止心力衰竭的发生。

(3）压力监测。严密观察动脉收缩压、舒张压、平均压、反搏压与波形，根据各项压力的动态变化，结合心率、尿量等数值，调整反搏压大小及反搏频率。一般要求反搏压高于有创舒张压1.33~2.66kPa。

（4）凝血指标监测。持续肝素抗凝，每2h测定一次活化凝血时间（ACT），根据ACT调整肝素用量，若ACT>300s则相应减少肝素用量，并注意全身及穿刺部位的出血情况。

（5）足背动脉监测。密切观察双下肢皮肤颜色、温度及足背动脉搏动情况，如发现下肢缺血要及时报告医生。

（6）保持管道通畅，预防感染。检查管道连接情况，如是否有打折、扭曲、脱落现象。球囊中心腔给予生理盐水500ml加入肝素3 000U加压冲管，每小时1次，每次3~10ml，每12h更换一次肝素盐水。每日更换敷料，严格无菌操作，每天创面换药1次，检查穿刺部位有无渗血、肿胀或分泌物，保持穿刺部位干燥和清洁。若发现较大血肿及时通知医生。

（7）生活护理。保持患者功能体位，定时协助患者翻身、拍背，做下肢功能锻炼，加强营养支持，提高机体抵抗力。减少坠积性肺炎、全身感染及褥疮的发生。

（8）仔细观察及发现反搏有效的征兆。循环改善的表现有皮肤面色红润，鼻尖、额头及肢体末端转暖，尿量增多，舒张压及收缩压回升。

（9）掌握停止治疗的指标。循环已改善，对药物的依赖性极小，多巴胺用量<5μg/(kg·min)，血压稳定（收缩压>90mmHg），心脏指数>2.5L/(min·m^2)，排尿>1ml/(kg·h)。

（五）并发症的预防与护理

1. 穿刺过程中的并发症。经皮股动脉穿刺置管的过程中发生动脉损伤，导管插入夹层形成夹层动脉瘤，甚至动脉穿孔破裂。若髂动脉损伤，可导致腹膜后大出血形成假性动脉瘤或局部血肿。防治方法为置管到位时要确认从球囊中心管腔内抽吸回血顺利，置管操作应准确轻柔，遇阻力时可旋转导管方向，不可强行插入。

2. 球囊反搏过程中的并发症。

（1）动脉栓塞。长期卧床，抗凝不当易致血栓形成。血栓脱落可致栓塞。IABP应用中应保持球囊在体内持续浮动和有效的抗凝治疗，保持活化部分凝血活酶时间（APTT）60~80s。

（2）下肢缺血。因血栓脱落、下肢动脉血管栓塞、动脉内膜剥离片阻塞管腔、球囊导管阻塞或位置不好致血流受阻，有1%~2%的患者出现下肢缺血、坏死。临床表现为下肢缺血、足背动脉搏动消失、腿痛、组织坏死。临床上应采取有效的抗凝治疗，选择合适口径的球囊导管，严密观察下肢血运情况。

（3）气囊破裂。球囊壁被尖锐物或动脉粥样硬化斑块刺破，表现为顽固性低反搏压及充氦气的管腔内出现血液。穿刺前应检查球囊是否漏气，避免球囊与尖锐物及粗糙物接触。现采用球囊压力监测，一旦漏气IABP马上停止工作，并将球囊内气体抽出，保证患者安全，以免短时间内大量氦气进入血液形成气栓及拔管延迟引起球囊内血液凝固，造成球囊导管不能拔除。

（4）感染。因无菌操作不严格或放置IABP导管时间过长致机体抵抗力下降所致。感染多表现在插管处局部，全身表现为发热、菌血症。因此，需常规应用抗生素，注意局部每日消毒换敷料1次。

（5）血小板减少症。一般在应用7d后发生，所以每天需监测血小板计数、血红蛋白、血细胞比容。如果发生出血，根据需要进行输血，必要时输血小板。

二、临时起搏器安置术的护理

（一）适应证

（1）各种原因引起的二度或三度房室传导阻滞。

（2）对药物治疗无效或不宜用药物或电复律的快速性心律失常，如心动过缓诱发或药物诱发的尖端扭转型室性心动过速或反复发作的持续性室性心动过速及室上性心动过速、房性心动过速、心房扑动等，给予起搏或超速起搏治疗。

（3）置入永久性起搏器之前，反复发作阿-斯综合征的过渡性治疗。

（4）置入的永久性起搏器失灵，或需要更换起搏器而有起搏器依赖的患者。

（5）急性心肌梗死伴有二度、三度传导阻滞，严重窦性心动过缓、窦性停搏、窦房阻滞及新近发生的双束支传导阻滞等应用药物治疗无效者。

（6）预防性或保护性起搏，如经皮经腔肥厚室间隔心肌消融术、心电图有双束支阻滞、不完全性三分支阻滞、将要接受全身麻醉及大手术者。

（二）禁忌证

（1）一度房室传导阻滞。

（2）二度Ⅰ型房室传导阻滞。

（3）短暂的窦性或交界性心动过缓。

（4）加速的心室自主心律引起的房室分离。

（5）完全性左或右束支阻滞，左前分支或左后分支阻滞。

（6）心肌梗死前就存在的束支阻滞。

（三）术前护理

（1）向患者及家属讲解手术以取得配合。

（2）皮肤准备。经锁骨下静脉入路：下颌至乳头，包括双上臂及腋下；经股静脉入路：脐至双侧膝盖及会阴部。

（四）术后护理

（1）患者回监护病房，给予心电监护，观察心脏的起搏情况，如发现有心律失常、期前收缩，应立即报告，避免发生危及生命的严重心律失常。

（2）起搏导线应固定稳妥以防脱位，体外脉冲发生器应固定在患者身上，以防滑脱，牵拉导管脱位。每天检查接头连接处，确保起搏安全。经常检查起搏器工作状态，备好备用电池。

（3）起搏导线进入皮肤处应保持干燥，严格执行无菌操作，更换伤口敷料减少感染机会，防止皮肤感染。

（4）经股静脉入路放置导管者肢体尽量固定不动，而经颈静脉或锁骨下静脉入路者则很少限制活动。

（5）放置临时起搏导管期间，尽量避免抗凝剂治疗。对已用抗凝剂的患者应密切观察穿刺部位的出血情况。

（五）并发症的预防与护理

1. 导管移位。这是临时起搏器最常见的并发症。如患者自主心率慢，则会出现头晕，甚至晕厥，需要重新调整电极。对微脱位阈值增高者，可通过体外调节增加起搏器输出电压和脉宽，恢复正常起搏。

2. 心肌穿孔。患者出现心前区疼痛，膈肌收缩，起搏中断或间歇性起搏，阈值升高，心前区闻及心包摩擦音，超声心动图显示心包积液等，都是心肌穿孔的临床证据。此时将导管头后撤至右心室腔重新调整电极位置，上述症状可消失，一般不会发生心脏压塞。

3. 导管断裂。因导管放置时间长和体位活动而发生不完全性断裂，需重新置换导管。

4. 感染。由于局部处理不当或电极导管放置时间过长，引起局部或全身感染。一般应用抗生素或拔除导管后感染即可控制。临时起搏导管放置时间一般不超过1周。

5. 穿刺不当引起皮下血肿、气胸、血胸及气栓。要求穿刺时尽量不要误穿毗邻动脉，进针不要过深，另外嘱患者在导管刚进入时不要吸气。

第五章

血液净化护理

第一节 肝素抗凝护理

肝素是一种抗凝剂,是由两种多糖交替连接而成的多聚体,在体内外都有抗凝血作用。

一、肝素抗凝主要作用机制

(1) 抗凝血。①增强抗凝血酶Ⅲ与凝血酶的亲和力,加速凝血酶的失活;②抑制血小板的黏附聚集;③增强蛋白C的活性,刺激血管内皮细胞释放抗凝物质和纤溶物质。

(2) 抑制血小板,增加血管壁的通透性,并可调控血管新生。

(3) 具有调血脂的作用。

(4) 可作用于补体系统的多个环节,以抑制补体系统的过度激活。与此相关,肝素还具有抗炎、抗过敏的作用。

二、肝素在透析过程的应用

(1) 体内首剂肝素。于血液透析开始前3~5min,按0.3~0.5mg/kg的剂量或遵医嘱从静脉端一次推注。

(2) 追加肝素。肝素4~8mg/h或遵医嘱从血液透析动脉管路上的肝素管路端由肝素泵持续输注。

(3) 必要时监测有关凝血试验,并酌情调整剂量,使凝血指标维持在相应的目标范围。

(4) 血液透析结束前30~60min,停止使用肝素。

三、首次肝素剂量的调整

(1) 增加肝素剂量。在肝素持续给药时,首剂2 000U肝素并不能使所有患者全血部凝血活酶时间(WBPTT)或活化凝血时间(ACT)延长至基础值的180%。由于肝素的抗凝作用取决于机体对肝素的反应性、肝素的活性等,使WBPTT或ACT延长至基础值的180%的肝素剂量范围为500~4 000U。为确定血液透析时首次肝素剂量,可于注射首次肝素后3min监测WBPTT或ACT,如追加使用肝素,其追加剂量的计算如下:由于WBPTT或ACT的延长时间与肝素剂量成正比,故如果首剂肝素使WBPTT延长了40s,则如需使WBPTT再延长20s,所需追加肝素剂量为首次剂量的1/2。

(2) 减少肝素剂量。下列情况应酌情减少肝素剂量:①基础凝血指标显著延长,血小板功能减退;②短时间血液透析,主要指间歇肝素给药法。

(3) 体重的影响。机体对肝素的反应与体重的关系不大,故体重50~90kg的成人,肝素剂量基本相同。但体重过轻或过重者,肝素剂量应酌情调整。

四、停止给药的时机

肝素的半衰期为 0.5~2h，平均 50min。由于凝血时间的延长与肝素的血浓度成正比，故停药后只要知道某一时间点的 WBPTT，就可以计算出以后任一时间点的 WBPTT。假设肝素的半衰期为 1h，某一时间点的 WBPTT 为 135s（基础值为 85s），WBPTT 延长了 50s，1h 后肝素血浓度下降 50%，此时 WBPTT 延长 25s，也是 1h 前的 1/2。同理，设肝素半衰期为 1h，血液透析期间及血液透析结束时 WBPTT 的目标值分别为比基础值延长 80% 和 40%，则应于血液透析结束前 1h 停药。

五、肝素使用并发症及其防治

1. 常见并发症。
（1）自发性出血。如硬脑膜下出血、出血性心包炎、消化道出血等。
（2）血小板减少症。可能与来自 IgG 中的肝素依赖血小板聚集因子有关，该因子促进血小板聚集，结果造成血液透析患者血栓栓塞性疾病，同时血小板减少。
（3）过敏反应（发生率较低）。荨麻疹、皮疹、哮喘、心前区紧迫感。
（4）高脂血症。使用肝素后，血中脂蛋白脂酶（LPL）升高，LPL 分解血中的中性脂肪，使血中游离脂肪酸增加，中性脂肪下降，高密度脂蛋白（HDL）上升。
（5）其他。脱发、骨质疏松等。

2. 并发症防治。正常人肝素半衰期为 (37±8) min，尿毒症患者可延长到 60~90min。血液透析患者对肝素的敏感性和代谢性有很大的个体差异，故对高危出血患者不宜使用肝素；对有潜在出血危险的患者，可选择低分子肝素抗凝；对血液透析中突发出血的患者，应立即停用肝素，并给予肝素拮抗剂——鱼精蛋白。鱼精蛋白（mg）与肝素（1mg=125U）的比例为 1:2 或 1:1。使用前先用生理盐水将内瘘针内的肝素冲洗干净，再将稀释好的鱼精蛋白缓慢推入，并观察患者的反应，如有异常立即停用。血液透析患者应定期检测血小板、血红蛋白等，一旦发现异常应停用肝素，并根据医嘱给予其他抗凝方法。

六、肝素抗凝的护理评估

（1）使用肝素前要详细询问患者是否有出血现象，如：皮肤黏膜出血、牙龈出血、眼底出血、痰中带血、女患者月经过多、痔疮出血、透析结束后穿刺部位的凝血情况、透析器残血等；了解和查看患者的病史，注意有无外伤、手术、内出血、最近的血常规报告等；查看前一次血液透析的记录单，了解患者最近使用抗凝的方法及剂量。如果患者最近有出血现象或手术、外伤史，应立即通知医生并遵医嘱使用其他抗凝方法及抗凝剂。

（2）首次行血液透析时，应根据患者的体重及血红蛋白指标给予肝素首次剂量和追加量（应考虑到首次透析为诱导透析，时间短，给予的肝素剂量相应要少）。

（3）肝素使用前必须两人核对。

七、血液透析中抗凝观察和护理

（1）血液透析过程中，应密切观察患者的血压、脉搏、心率，如发现患者生命体征改变或有新的出血倾向，应立即停用肝素，并遵医嘱加用鱼精蛋白中和肝素，肝素与鱼精蛋白的比例为 1:1；也可改为无肝素透析。

（2）严密观察追加肝素是否由肝素泵持续输入，观察肝素管路的夹子是否处于开放状态。

（3）严密观察透析管路及透析器内血液的颜色，一旦发现血液色泽变深变暗、透析器中出现"黑线"或透析管路的动静脉滤网中血液呈现泡沫或小凝块，提示肝素用量不足。

（4）严密观察动脉压、静脉压、跨膜压（TMP）。透析器两端的压力变化可提示血凝块堵塞的部位，如动脉压高常提示堵塞出现在增加压力的前方（血泵前），如静脉压及跨膜压高则提示堵塞出现在增加压力的后方（血泵后），一旦突然出现动脉压、静脉压及跨膜压下降，而又非血流量等原因引起，通常提示血液管路及透析器严重凝血，需立即更换透析器或回血，并寻找原因。

（5）血液透析过程中，应维护患者的血流量，一旦患者的血流量不佳（管路有抽吸现象，动脉压力下降），应及时处理。

（6）血液透析结束前30～60min，关闭肝素泵及肝素管路上的夹子。

八、血液透析后抗凝效果评估

（1）血液透析后对透析器及管路应进行观察和记录：管路动、静脉滤网有否血凝块、透析器有否阻塞、阻塞部位在哪里（透析器动脉端、静脉端、膜束内）、阻塞面积多少等。

（2）观察患者皮肤表面、牙龈、黏膜、伤口等有否出血现象，观察患者大小便有否出血。

（3）患者穿刺部位有否血肿、渗血，注意凝血时间。

九、肝素抗凝后的宣教

由于肝素具有反跳作用，透析结束后仍然会有凝血障碍问题，应向患者做好以下宣教。

（1）避免碰撞、摔倒等外伤。如不慎引起外伤，可局部按压止血；出现皮下血肿，可用冰袋外敷；透析后回家路途中注意防止公交车扶栏等的碰撞、防止急刹车引起的冲击等。如出血量大，进行上述处理后，即刻到医院就诊，并及时出示血液透析病历。

（2）创伤性的检查和治疗（如肌内注射、拔牙等），应在血液透析后4～6h进行。

（3）避免进食过烫、过硬食物，保持大便通畅，避免用力解大便，以防引起消化道出血。

（4）观察穿刺处有否出血现象，如果内瘘穿刺处出血不止，可局部压迫止血。

第二节 小剂量肝素抗凝护理

伴有轻、中度出血倾向的患者，血液透析时需用小剂量肝素抗凝。所谓轻、中度出血患者是指伴有心包炎和低出血危险的近期手术患者。

一、小剂量肝素的应用方法

介绍两种小剂量肝素应用方法。

方法一：目标是凝血指标，即WBPTT或ACT维持在基础值的140%水平上。具体做法：①血液透析前按常规对透析器和循环管路进行预冲，密闭循环时加入肝素2 500U，密闭循环10～20min；②血液透析前先测定WBPTT或ACT的基础值，首次肝素剂量为750U，3min后再测定WBPTT或ACT，如WBPTT或ACT未延长至基础值的140%，则追加相应剂量肝素；③开始透析，肝素追加剂量为600U/h，每30min检测WBPTT或ACT，然后应用肝素泵持续注入肝素以保持WBPTT或ACT延长至基础值的14%。肝素可使用到透析结束。

方法二：临床上较常用且简便。具体做法：①透析前按常规预冲，密闭循环时加入肝素2 500U，密闭循环10～20min；②不给予首剂肝素，将预冲液弃去；③引血后，生理盐水500ml+肝素625～1 250U在泵前以100～200ml/h的速度持续输注，即每小时输入肝素125～250U；④透析结束前20～30min停止输入肝素；⑤一次血液透析所需肝素总量为625～1 250U。

二、抗凝前护理评估

（1）评估患者病史，了解患者出血状况及生命体征。

（2）评估患者血管通路，保证足够的血液流量。

（3）评估操作程序和设备、物品准备。

（4）评估患者出血、凝血风险，向患者及家属进行宣教。

三、抗凝中的护理观察

（1）血液透析过程中，应密切观察患者的血压、脉搏、心率，如发现患者生命体征改变或有新的出血倾向，应立即停用肝素，并加用鱼精蛋白中和肝素，肝素与鱼精蛋白的比例为1:1；或改为无肝素透析。

（2）血液透析过程中，密切观察透析器动、静脉压的变化并做记录，密切观察血路管和透析器是否有凝血现象。一旦发现透析器或管路颜色变深，或动脉压较前大幅度升高，提示抗凝不足，应行WBPTT或ACT检查，以调整肝素输注速度。

（3）血液透析过程中，保证足够的血流量（200~250ml/min），一旦患者的血流量不佳（管路有抽吸现象），应及时处理。

（4）应用小剂量肝素法或无肝素法，透析器均为一次性，并规范预冲，可减少凝血机会。

（5）应用小剂量肝素法，血液透析过程中可用生理盐水定时冲洗管路及透析器，观察管路及透析器的凝血情况，透析过程中应将补充的生理盐水超滤。

（6）冲洗管路时，将泵前血路夹住，打开泵前生理盐水夹，生理盐水快速从血路管到达透析器、静脉滤网，此时可观察整个管路与透析器的颜色、是否存在血凝块。

（7）两种小剂量肝素法的比较：前者比较复杂，肝素剂量不易掌握；后者肝素剂量较少，且简便易行。

（8）小剂量肝素应用时，一次透析时间不宜太长，一般4h左右。

第三节　无抗凝剂透析护理

血液透析过程中使用抗凝剂的目的是预防循环管路的凝血，但在高危出血或禁忌使用抗凝剂的患者中，需采用无抗凝剂透析，也称无肝素透析。

一、应用指征

（1）活动性出血或有高危出血倾向的患者，如脑出血、消化道出血、严重肝功能损伤或有近期手术、大面积创伤、创伤性检查等。

（2）应用肝素有禁忌证的患者，如肝素过敏、肝素引起血小板减少症等。

二、透析前评估

（1）评估患者病情，了解患者出血状况，如出血量大，要做好配血和备血。

（2）评估患者生命体征，特别是血压。

（3）评估患者血管通路，保证足够流量，减少凝血机会。

（4）评估患者凝血、出血风险。

三、操作和护理

（1）物品准备。内瘘穿刺针、透析器和管路选择一次性的，不宜使用复用透析器。选择生物相容性好的合成膜，如聚丙烯腈膜、乙烯-乙烯醇共聚物（EVAL）膜、血仿膜。

（2）按常规预冲透析器、循环管路后，生理盐水500ml加肝素2 500U，进行密闭循环5~10min。

（3）评估血管通路，保证充足的血流量，防止因血流量不足引起凝血；评估病情，伴有大出血的患者应建立静脉通路、备血、准备抢救物品。

（4）建立通路后，按常规引血，生理盐水再次冲洗。上机后在患者可耐受的情况下，尽可能设置高血流量，血流量应达到250ml/min以上。

（5）每15~30min用生理盐水100~200ml冲洗管路和透析器，冲洗时将动脉端阻断，此时生理盐水随血泵快速将管路及透析器进行冲洗。同时观察透析器及管路是否有血凝块，是否有纤维素堵塞黏附在透析器膜的表面，大量纤维素附着于透析膜会影响溶质清除效果。

（6）调整脱水量以维持血容量平衡。

（7）无抗凝剂法不能完全避免体外凝血，对严重贫血、血小板减少患者效果较好，无贫血、有高凝状态的患者凝血机会较大，故透析时间一般为4h。无抗凝剂透析完全凝血的发生率约5%。

（8）透析过程中严密观察动、静脉压力，如动、静脉压力发生变化，提示有凝血的可能，可加强冲洗；如动、静脉压力持续上升，应做好回血准备或更换透析器，以防进一步凝血。

（9）透析过程中应观察透析器颜色的变化，如透析器颜色变黑，说明有凝血可能；观察动、静脉壶的张力，张力上升有凝血可能。

（10）为便于观察，动、静脉滤网的液面在2/3处较为合理。若发现有血凝块附着于动、静脉管路壁上，不要敲拍透析器，防止血凝块堵塞透析器。

（11）无肝素血液透析时，不应在循环管路输血和输注脂肪乳剂，因两者均可增加透析器凝血的危险。

四、透析后评估

（1）观察透析器的残、凝血程度，及时记录。

（2）详细记录患者透析过程中的病情变化及出血量，包括患者口腔黏膜、皮肤、伤口、大便、小便、各种引流管等，及时向所在科室交班。

五、无抗凝剂透析技术护理流程

见图5-1。

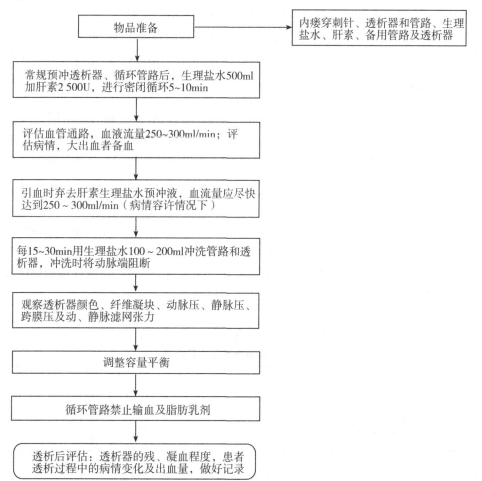

图5-1 无抗凝剂透析技术护理流程

第四节 低分子量肝素抗凝护理

一、作用机制及特点

低分子量肝素（LMWH）由标准肝素经化学或酶学方法降解后分离所得。肝素对凝血因子Xa的灭活仅需与抗凝血酶Ⅲ（AT-Ⅲ）结合即能达到，而对凝血酶（因子Ⅱa）的灭活则需与AT-Ⅲ及因子Ⅱa同时结合才能达到。随着肝素分子量的下降，分子中糖基数减少，与因子Ⅱa的结合力下降，而与AT-Ⅲ的结合力有所增加。肝素的抗栓作用主要与抑制因子Xa的活性有关，而抗凝作用（引起出血）则与抑制因子Ⅱa的活性有关。因此，低分子量肝素的抗栓作用保留而抗凝作用较弱，呈明显的抗栓/抗凝作用分离现象，这种现象可以用抗Xa/抗Ⅱa比值作为数量上的衡量，标准肝素该比值为1:1，而低分子量肝素为（2~4):1。低分子量肝素半衰期较长，约为标准肝素的2倍，主要经肾脏排泄，在肾衰竭时半衰期延长且不易被血液透析清除。低分子量肝素抗栓作用以抗Xa活性（aXaU）为指标。体外研究表明抗Xa活性需在0.5aXaU/ml以上才能有效抗栓，体内实际抗栓作用强于体外测定值。血液透析时维持血浆aXa活性在0.4~1.2aXaU/ml较为合适。

二、应用指征

（1）血液净化治疗时防止体外循环系统中发生凝血。
（2）适用于中、高危出血倾向患者进行血液净化治疗时所需的抗凝。
（3）血液净化治疗伴有高血压、糖尿病及心血管系统、神经系统等并发症。
（4）预防深部静脉血栓形成，治疗血栓栓塞性疾病；预防普通外科手术或骨科手术的血栓栓塞性疾病。

三、抗凝药物及方法

由于不同低分子量肝素产生的分子量、组成的纯度及对AT-Ⅲ的亲和力等不同，药效学和药动学特性存在较大差异。目前临床上应用的低分子量肝素分子量均在4 000~6 000。不同的低分子量肝素不可互相替代使用，并严禁肌内注射。在用于预防、治疗血栓栓塞性疾病时可皮下注射。下面介绍几种低分子量肝素。

（一）速碧林（低分子肝素钙注射液）

速碧林是低分子肝素，由普通肝素通过解聚而成，1ml注射液含低分子肝素钙9 500aXaU。它是一种糖胺聚糖，其平均分子量为4 300，速碧林具有较高的抗Xa和抗Ⅱa活性，具有快速和持续的抗血栓形成作用，在血液透析时预防血凝块形成。应考虑患者情况和血液透析技术条件选用最佳剂量，每次血液透析开始时应从静脉端给予单一剂量的速碧林。

1. 建议剂量。
(1) 没有出血危险的患者应根据体重使用下列起始量（表5-1）。

表5-1 体重与速碧林起始量

体重（kg）	速碧林剂量（ml）
≤60	0.3
61~69	0.4
≥70	0.6

(2) 伴有出血危险的患者血液透析时，速碧林用量可以是推荐剂量的一半。若血液透析时间超过4h，可再追加小剂量速碧林，随后血液透析所用剂量应根据初次血液透析观察到的效果进行调整。个体化的低分子肝素剂量是血液透析抗凝安全的保障。

2. 临床配制和使用。将速碧林 0.4ml + 生理盐水 3.6ml 配制成 4ml 溶液（含速碧林 4 100aXaU）。配制好的溶液每毫升含速碧林 1 025aXaU。血液透析患者如需注射速碧林 3 075aXaU，则将配制好的速碧林溶液注射患者体内 3ml 即可，这样剂量准确、安全。

3. 速碧林拮抗剂的使用方法。速碧林的拮抗剂为鱼精蛋白，鱼精蛋白主要中和速碧林的抗凝作用，仍保留一些抗凝血因子 Xa 活性。0.6ml 鱼精蛋白中和大约 0.1ml 速碧林。使用鱼精蛋白时应考虑注射速碧林后经过的时间，并适当减少注射剂量。

（二）法安明（达肝素钠注射液）

法安明是一种含有达肝素钠（低分子量肝素）的抗血栓剂。1 支单剂量注射器，有 2 500aXaU、5 000aXaU、7 500aXaU 3 种剂量。达肝素钠是从猪肠黏膜提取的低分子肝素，其平均分子量为 5 000。达肝素钠主要通过抗凝血酶（AT）而增加其对凝血因子 Xa 和因子 IIa 的抑制，从而发挥抗血栓形成的作用。达肝素钠抑制凝血因子 Xa 的能力，相对高于其延长活化部分凝血酶原时间（APTT）的能力。达肝素钠对血小板功能和血小板黏附性的影响比肝素小，因而对初级阶段止血只有很小的影响。尽管如此，达肝素钠的某些抗血栓特性仍被认为是通过对血管壁或纤维蛋白溶解系统的影响而形成的。

1. 建议剂量。若维持性血液透析患者无已知出血危险、治疗时间不超过 4h，静脉快速注射 4 000～5 000aXaU。如超过 4h，可适当追加剂量。正常情况下，长期血液透析应用本品时，需要调整剂量的次数很少，因而检测抗 Xa 浓度的次数也很少。给予的剂量通常使血浆浓度保持在 0.5～1.0aXaU/ml 的范围内。对有高度出血危险的急性肾衰竭患者，静脉快速注射 5～10aXaU/（kg·h），继以静脉输注 4～5aXaU/（kg·h）。进行急性血液透析的患者治疗间歇较短，应对抗 Xa 进行全面监测，使血浆抗 Xa 活性保持 0.2～0.4aXaU/ml 的水平。

2. 临床配制和使用。法安明 0.2ml + 生理盐水 4.8ml 配制成 5ml 溶液（含法安明 5 000aXaU），这样配制好的溶液每毫升含法安明 1 000aXaU。如需注射法安明 4 000aXaU，则将配制好的法安明溶液静脉注射 4ml 即可。

3. 法安明拮抗剂的使用方法。法安明的拮抗剂为鱼精蛋白，鱼精蛋白可抑制达肝素钠引起的抗凝作用。法安明引起的凝血时间延长可被完全中和，但抗 Xa 活性只能被中和 25%～50%。1mg 鱼精蛋白可抑制 100aXaU 达肝素钠的抗 Xa 作用。鱼精蛋白本身对初级阶段止血有抑制作用，所以只能在紧急情况下应用。

（三）克塞（依诺肝素钠注射液）

克塞为具有高抗 Xa（100aXaU/mg）和较低抗 IIa 或抗凝血酶（28U/mg）活性的低分子量肝素。在不同适应证所需的剂量下，克塞并不延长出血时间。在预防剂量时，克塞对活化部分凝血酶原时间（APTT）没有明显影响，既不影响血小板聚集，也不影响纤维蛋白原与血小板的结合。

1. 建议剂量。在血液透析中，为防止体外循环中的血栓形成，克塞的推荐剂量为 1mg/kg。应于血液透析开始时，在静脉血管通路给予。通常 4h 透析期间给药 1 次即可，但当透析装置出现丝状纤维蛋白时，应再给予 0.5～1mg/kg。

2. 临床配制和使用。临床所用剂量的配制方法是将克塞 0.4ml（含克赛 40mg）+ 生理盐水 3.6ml 配制成 4ml 溶液，这样配制的溶液每毫升含克塞 10mg。血液透析患者如需注射克塞 30mg，则将配制好的克塞溶液注射 3ml 即可。

3. 克塞拮抗剂的使用方法。大剂量皮下注射克塞可导致出血症状，缓慢静脉注射鱼精蛋白可中和以上症状。1mg 鱼精蛋白可中和 1mg 克塞产生的抗凝作用。

（四）吉派林（低分子量肝素钠注射液）

吉派林具有 AT-III 依赖性抗 Xa 因子活性，药效学研究表明吉派林对体内外动、静脉血栓的形成有抑制作用。吉派林能刺激内皮细胞释放组织因子凝血途径抑制物和纤溶酶原活化物，分子量 > 6 000 的制剂影响凝血功能，使 APTT 略延长。吉派林不作为溶栓药，但对溶栓药有间接协同作用。产生抗栓作用时，出血可能性小。

1. 建议剂量。每支吉派林含抗 Xa 活性 2 500aXaU 或 5 000aXaU，加注射用水至 0.5ml，其平均分子量 <8 000。血液透析时该药能预防血凝块形成。每次透析开始时，从血管通道静脉端注入吉派林 5 000aXaU，透析中不再增加剂量或遵医嘱。

2. 临床配制和使用。将吉派林 0.5ml（含吉派林 5 000aXaU）+ 生理盐水 4.5ml 配制成 5ml 溶液，则每毫升溶液含吉派林 1 000aXaU。血液透析患者如需注射吉派林 4 000aXaU，则将配制好的吉派林溶液注射 4ml 即可。

3. 吉派林拮抗剂的使用方法。鱼精蛋白或盐酸鱼精蛋白可中和吉派林的作用，1mg 盐酸鱼精蛋白中和 1.6aXaU 吉派林。鱼精蛋白不能完全中和吉派林的抗 Xa 活性。

四、护理评估

（1）了解患者病史，评估患者抗凝方法和效果。
（2）血液净化前需对管路和滤器进行规范预冲，以防止凝血。
（3）正确配制低分子量肝素，严格执行两人核对制度，应用剂量正确，确保透析治疗安全进行。

五、护理措施

（1）透析治疗过程中，监测动脉压、静脉压、跨膜压以及管路有无血凝块、透析器有无发黑等。
（2）对易出现糖尿病、高血压并发症的血液透析患者，应首选低分子量肝素。糖尿病易并发心、脑、肾、四肢、血管病变，其动脉粥样硬化发生率高，主要引起冠心病、缺血性或出血性脑血管病。视网膜病变是糖尿病微血管病变的又一重要表现，可分为非增殖型和增殖型两大类，前者主要表现为视网膜出血、渗出和视网膜动、静脉病变；后者在视网膜上出现新生血管，极易破裂出血，血块机化后，纤维组织牵拉，造成视网膜剥离，是糖尿病失明的主要原因。而高血压患者最易出现脑血管意外。
（3）对原有出血可能的危重患者，应用低分子量肝素也可能引起出血。此类患者在应用低分子量肝素过程中要监测 ACT，一旦发现出血可能，立即停止透析，并使用拮抗剂。针对这些患者，为安全考虑，可使用小剂量低分子量肝素或无肝素透析。
（4）加强宣教。透析患者的凝血时间较正常人延长，术后易造成出血，指导患者透析结束后正确按压穿刺点（根据每个患者的不同情况选择按压时间的长短）；血压偏高患者下机后应予观察和监测，待血压平稳后才可回家；如血压持续较高，应及时治疗，严防并发症发生。告知患者如出现任何出血现象或不适（如头痛、呕吐、视物模糊、肢体活动障碍、口角歪斜等），应立即与医生取得联系并积极治疗。
（5）告知患者低分子肝素的保存方法。大多数透析中心让患者自行保管药物，应告知患者肝素冷藏保存的方法。

综上所述，低分子肝素与普通肝素相比，具有抗凝作用强、出血危险性小、生物利用度高、半衰期长、使用方便等优点。因此，低分子肝素是一种安全、有效、更适宜长期使用的抗凝剂。

第五节　局部枸橼酸钠抗凝护理

1961 年，Morita 等首先在血液透析中应用局部枸橼酸抗凝法（Regional Citrate Anticoagulation，RCA）。1982 年，Pinnick 等将局部枸橼酸钠法应用于高危出血患者，并取得了满意的临床效果。枸橼酸钠作为一种局部抗凝剂，克服了肝素全身抗凝所致的出血并发症，无过敏反应及肝素诱导的血小板减少症，并可降低氧化应激水平，延长透析膜寿命，故引起了透析界对该项技术的极大兴趣。近年 RCA 临床应用日渐增多，技术也日趋完善和自动化，不仅应用于血液透析，也应用于连续性肾脏替代治疗中。

一、抗凝原理

枸橼酸钠与血中游离钙螯合生成难以解离的可溶性复合枸橼酸钙，使血中钙离子减少，阻止凝血酶原转化为凝血酶，从而起到抗凝作用。局部枸橼酸钠体外循环抗凝效果确切，而无全身抗凝作用，尤其适用于高危出血透析患者。

二、抗凝指征

（1）由于局部枸橼酸钠仅有抗凝作用，故可应用于活动性出血或高危出血患者。

（2）因使用肝素引起血小板减少症、过敏反应等严重不良反应者可使用此法。

（3）与无肝素比较，局部枸橼酸钠抗凝时，不需高血流量，因此血流动力学不稳定时也可应用此方法。

（4）局部枸橼酸钠抗凝广泛应用于连续性肾脏替代治疗（Continuous Renal Replacement Therapy, CRRT）和持续低效缓慢血液透析（Sustained Low Efficiency Dialysis, SLED），也可应用于间歇性血液透析。

（5）有文献认为，在滤器管路寿命、出血风险、改善氧化应激方面，局部枸橼酸钠抗凝优于传统的肝素/低分子肝素抗凝。

三、使用方法

达到理想抗凝效果的枸橼酸钠浓度是3~4mmol/L，滤器后离子钙浓度一般维持在0.25~0.35mmol/L，而外周血离子钙浓度则需要维持在生理浓度1.0~1.2mmol/L。理想的枸橼酸钠抗凝方法旨在维持上述指标的预定范围。

1. 枸橼酸钠浓度。血液进入透析器时枸橼酸钠浓度维持在2.5~5mmol/L，即可获得满意的体外抗凝效果。

2. 输入方法。枸橼酸钠从血液透析管路的动脉端输入，使用时可用输液泵调整和控制输入速度。局部枸橼酸钠抗凝时透析液可采用无钙透析液或普通含钙透析液。采用无钙透析液时，可从患者的外周静脉补充钙剂；采用普通含钙透析液时，不需要补充钙剂。

《牛津临床透析手册》列举的典型方案：4%的枸橼酸钠自动脉端每小时输注190ml，0.75%的氯化钙自静脉端每小时输入约60ml。

3. 抗凝过程中的参数监测。注意患者的个体情况并及时监测是保证抗凝有效和减少并发症的必要步骤。RCA过程中的监测参数至少应包括以下几点。

（1）滤器后离子钙浓度。应为0.25~0.35mmol/L。

（2）外周血离子钙浓度。应为0.9~1.2mmol/L。

（3）血气分析、电解质。监测酸碱平衡和钠平衡。

四、操作技术及护理

（1）透析前做好患者的宣教及心理护理：解释RCA透析中可能的并发症及有效的处理措施；取得患者的理解与配合。

（2）枸橼酸钠盐水（生理盐水500ml+46.7%枸橼酸钠5ml，浓度为0.66mmol/L）预冲透析器及透析管路，密闭循环10min。

（3）准备输液泵，透析前将枸橼酸钠连接在透析管路的动脉端泵前。

（4）内瘘穿刺针用生理盐水进行预处理，待穿刺成功后即刻连接血路管道。

（5）管路连接后启动血泵，使血流量逐渐上升，并同时启动枸橼酸钠输注泵，根据枸橼酸钠浓度调整输入速度。透析过程中应依据透析器及透析管路凝血情况、静脉压、活化凝血时间及患者临床情况调整枸橼酸钠的输注速度。

（6）机器因自检处于透析液隔离状态时，不需调整枸橼酸钠输注速度。如机器因透析液浓度、断水或其他原因进入旁路状态超过5min，则要减慢或停止枸橼酸钠输注，排除原因后恢复枸橼酸钠的输注，若一时难以解决，则采取无肝素透析法。

(7）透析过程中，应密切观察患者的血压、脉搏、心率、动脉压、静脉压、跨膜压，密切观察血路和透析器是否有凝血现象。一旦发现透析器或管路颜色变深，或静脉压较前大幅度升高，应立即采取防凝血措施，并行活化凝血时间检查，以调整枸橼酸钠输注速度。

(8）透析中，应密切观察、询问患者有无唇周、四肢发麻、肌肉痉挛、痉挛等低钙症状。一旦发生低血钙症状，迅速降低输注速度或停止枸橼酸钠的输注。

(9）透析前，准备好患者周围静脉通路，防止低钙血症的发生。如发生低钙血症，不可在透析管路的动、静脉端推注钙剂，因为这样可导致枸橼酸与钙离子结合而引起凝血。

(10）枸橼酸钠浓度较低时，所用枸橼酸容量增大，应适当增加脱水量，防止容量负荷增加。

五、并发症及防治

1. 高钠血症。1mmol 枸橼酸含 3mmol 钠。采用枸橼酸钠抗凝透析时，可适当调整钠浓度，防止高钠血症。

2. 代谢性碱中毒。枸橼酸钠进入体内后，参与三羧酸循环，最终生成 HCO_3^-。1mmol 枸橼酸代谢生成 3mmol HCO_3^-，透析中可适当降低透析液中碳酸盐浓度，避免代谢性碱中毒的发生。

3. 低钙血症。发生率为 5%～10%，常见于患者本身有低钙血症而使用无钙透析液，或患者有严重代谢性酸中毒，透析中因纠正酸中毒而降低了血钙等。采用枸橼酸钠透析前应了解患者的血钙及酸中毒情况。同时，在透析期间应有心电监护，随时测定血钙浓度并建立静脉通路，以防止低血钙的发生。

4. 凝血。枸橼酸钠透析时，应严密监测活化凝血时间或观察体外凝血情况，防止凝血的发生。

六、局部枸橼酸钠抗凝的新进展

1. 枸橼酸的给药途径。对于连续性肾脏替代治疗中的 RCA，除传统的滤器前输入枸橼酸钠、静脉端输入钙剂外，某些医疗机构将枸橼酸钠预先配入置换液或透析液，获得了良好临床效果。

2. 自动化趋势。2010 年初，Szamosfalvi 等报告了可自动在线计算钙剂和透析液/置换液输入量的 SLED RCA 系统，此系统可极大地减轻人工操作的负担。

第六节　血液滤过与血液透析滤过护理

一、血液滤过的发展史与现状

血液滤过（Hemofiltration，HF）问世至今已有 80 多年的历史，这种治疗方法最早是在单纯超滤（Ultrafiltration，UF）技术的基础上发展起来的。Brull 和 Geiger 首次用火棉胶膜对动物进行了超滤试验，并观察到超滤液中电解质、葡萄糖、非蛋白氮的浓度与血浆中的浓度是相同的。1955 年，Alwall 对水肿的患者使用单纯超滤方法进行了成功的治疗。现代 HF 治疗方法的研究始于 1967 年，1972 年首次应用于临床，1976 年 9 月在德国疗养胜地 Braunlage 召开的第一次 HF 讨论会上，一组德国专家介绍了这种疗法的优点，如能改善贫血、神经病变、脂质代谢及控制血压等。有学者所在的医院于 1979 年对 3 例顽固性高血压和皮肤瘙痒的患者应用了 HF 治疗，但由于当时尚没有可供做 HF 的专用机器，因此利用了那时仅有的设备：大面积的空心纤维透析器、林格液和一台普通的吸引器。血液循环依赖单泵维持，然后用一根硅胶管连接透析器与吸引器，调至一定的负压以尽可能地加大超滤量，同时从静脉回路补充相应量的林格液，一切监测均为手控，医生、护士寸步不离地监护在旁，这就是血液滤过在我国临床应用的雏形阶段，收到了一定的临床效果。今天，全自动的血液滤过机已能精确地控制出入量的平衡，使 HF 成为一项安全成熟的常规治疗模式，大量的临床报道证实了这一方法在清除中分子毒素和维持血流动力学稳定性方面的优越性能。随着对中分子毒素引起透析并发症的进一步认识，寻找更符合生理的治疗方式、开发新的滤过膜、增加治疗中的对流，成为肾脏替代治疗改良与发展的思路。

二、血液滤过原理

(一) 血液滤过的基本概念

血液滤过是通过对流清除尿毒素，因此它较血液透析（Hemodialysis，HD）更接近人体的生理过程。其工作原理是模拟肾小球的滤过和肾小管的重吸收作用。在血液滤过时，血浆、水和溶质的转运与人体肾小球滤过相似，当血液引入滤过器循环时，在滤过器膜内形成正压，而膜外又被施加一定的负压，由此形成了跨膜压（TMP），使水分依赖跨膜压而被超滤。当水通过膜大量移动时，会拖拉水中的溶质同时移动，这种伴有水流动的溶质转运（"溶质性拖曳"现象）称为对流，凡小于滤过膜截留分子量（通常为4万~6万）的溶质均可随水分的超滤以对流的方式被清除，血液滤过同时模拟肾小管的重吸收过程将新鲜的含正常电解质成分和浓度的置换液输入体内，以纠正患者水、电解质、酸碱失衡。

(二) 影响血液滤过效果的因素

血液滤过清除溶质的有效性取决于水和溶质转运速率，而转运速率又取决于血流量、滤过器面积、滤过膜筛选系数、超滤系数和每次治疗时的置换液总量，与患者的血细胞压积、人血白蛋白浓度也有关。血液滤过清除溶质的原理与血液透析不同，血液透析时小分子物质（如肌酐、尿素氮）的清除依靠扩散，通过半透膜扩散的量取决于物质的浓度梯度及物质转运面积系数（Mass Transfer Area Coefficient，MTAC）。因此血液透析比血液滤过有更高的小分子物质清除率，而血液滤过对中分子物质的清除率高于血液透析。血液透析滤过（Hemodiafiltration，HDF）是将透析与滤过合二为一，弥补两者之不足，实现了一次治疗中既通过弥散高效清除小分子物质，又通过对流高效清除中分子物质，治疗的效果更加理想。这是近年来临床上对维持性血液透析患者推荐的高效短时的血液净化治疗模式。

(三) 血液滤过装置

1. 血液滤过器。血液滤过器的膜性能是决定HF、HDF治疗效果的关键部分，血液滤过膜应有大孔径、高通量，具有很高的超滤系数和通透性。现在临床使用的材质多为高分子合成膜，呈不对称结构，有支持层和滤过层，前者保持膜的机械稳定性，后者保证其良好的通透性，既有利于对流又能进行弥散。然而，用于HF或HDF的血液滤过器的超滤系数（KUF）必须达到≥50ml/(h·mmHg)的标准，并具有以下特点：①生物相容性好，无毒性；②理化性质稳定；③截留分子量通常<60×10^3，能截留血清蛋白；④具有清除并吸附中分子毒素的能力；⑤能截留内毒素。

2. 血液滤过机。血液滤过机除了与血液透析机具有相同的动脉压、静脉压、跨膜压、漏血、空气监测等监护装置外，还增设了置换液泵和液体平衡加温装置。新型的血液滤过机均可根据需要选择血液滤过或血液透析滤过的治疗模式。这两种治疗运作时的最大区别在于前者不用透析液，后者则需应用透析液。两者在治疗时都要超滤大量液体并同时补充相应量的置换液，故对液体平衡要求特别高，倘若在治疗时液体置换过量或不足，均可快速导致危及患者生命的容量性循环衰竭，因此确保滤出液与置换液进出平衡是安全治疗的重要环节。

血液滤过机的液体平衡系统有两种类型：一种是重量平衡，另一种是容量平衡。重量平衡法一般使用电子称重系统（置换液为挂袋式），保证输入置换液的重量等于滤出液重量（超滤量另外设定）。容量平衡法采用平衡腔原理，平衡腔是控制液体进出平衡的系统，它是一个容积固定的空腔，由一隔膜将室内的置换液和滤出液分隔在两个互不交通的腔室内，当隔膜移向置换液一侧时，置换液腔室的容积被压缩，迫使一定量的置换液进入患者体内；与此同时，滤出液腔室的容积等量增加，迫使等量的滤出液从滤过器进入该侧的腔室以保持隔膜两边的容量平衡，同时从患者体内超滤出的液体流经测量室以累加超滤量，如此往复运动，在平衡中达到预设的超滤目标。现大多数血液滤过、血液透析滤过的机器以容量平衡取代了重量平衡。以重量平衡法控制液体平衡的机器，通常用于连续性肾脏替代治疗（CCRT）的床旁机。

3. 置换液。血液滤过和血液透析滤过时，由于大量血浆中的溶质和水被滤出，因此必须补充相当量的与正常细胞外液相似的置换液。血液滤过中通常的超滤量为70~200ml/min，置换液补充量每次约需16~50L。由于输入速度极快，因而对溶液的质量要求很高，必须保证其无菌、无致热原、浓度可以变化、无有机物，且价格低廉。置换液质量是提高血液滤过疗效、减少并发症、改善患者长期预后的重要环节。在早年，血液滤过或血液透析滤过均使用商业生产的袋装灌注液，价格昂贵、操作烦琐、体积大，最大的不足是缓冲液为乳酸盐或醋酸盐，无碳酸氢盐置换液，患者对其耐受差。为提高置换液质量，减少操作中的污染，现今临床上应用较为普遍的在线式（Online）血液滤过机，已实现了可即时生成大量洁净无致热原、低成本且更符合生理的碳酸氢盐置换液，这一装置亦便于透析液及置换液处方的个体化。

在线生成置换液方法是指超纯水与成品浓缩液（A液）和B粉（简装）通过比例泵系统配制生成的液体，然后流经机器内置的双聚合膜、聚砜膜或聚酰胺膜的超净滤器（也称细菌滤过器），一部分作为透析液进入血液滤过器完成透析弥散功能，另一部分分流至机器内置的第二个超净滤器，使置换液在输入体内之前，经过双重滤过，滤除内毒素，生成灭菌置换液输入体内。机器内置的超净滤器可耐受每日消毒，以保证在线生成的置换液不被微生物侵袭，达到最大安全程度。机器内置超净滤器使用寿限应根据产品说明书提示，如超限使用，可能会导致因置换液不纯引起的感染。

三、血液滤过和血液透析滤过的方法

（一）血管通路

血液滤过、血液透析滤过的血管通路与血液透析相同，可以应用动静脉内瘘或中心静脉留置导管，但血流量要求较血液透析高，一般需250~350ml/min的血流量才能达到理想的治疗效果。

（二）置换液补充

置换液可在血液滤过器前或滤过器后输入，不同的方法对可清除物质的清除率及置换液的需求量不一样。

1. 前稀释置换法。置换液于滤过器前的动脉端输入，其优点是血液在进入滤器前已被稀释，故血流阻力小，不易在滤过膜上形成蛋白覆盖层，可减少抗凝剂用量，但溶质清除率低于后稀释，要达到与后稀释相等的清除率需消耗更多的置换液。无抗凝剂或小剂量肝素抗凝治疗时，建议选择前稀释置换法。

2. 后稀释置换法。置换液于滤过器后静脉端输入。临床上最常用的是后稀释，其优点是清除率高，可减少置换液用量，节省治疗费用。有文献报道，后稀释HDF应用较高的置换量对中分子毒素清除率远胜于高流量透析，当置换液输入100ml/min时，β_2微球蛋白的清除率可以是高流量透析的2倍，对骨钙素（Osteocalcin，分子量5 800）和肌红蛋白（分子量17 200）等中大分子也能充分清除，对磷的清除亦优于传统的血液透析，而尿素清除率则与高流量透析大致相当。后稀释的缺点是滤过器内水分大量被超滤后致血液浓缩，易在滤过器膜上形成覆盖物，因此后稀释时，总超滤与血流比应<30%，肝素用量也较前稀释多。为提高每次治疗的清除效果，常规治疗患者通常可选择后稀释置换法。若为无抗凝剂或小剂量肝素治疗的患者或有高凝倾向的患者，不宜选择此法。

3. 混合稀释置换法。这是一种较完善的稀释方法。为了最大限度地发挥HF、HDF前稀释或后稀释的治疗优点，避免两者之缺点，欧洲一些血液净化中心提倡将置换液分别在前、后稀释的位置同步输入，这样既具有前稀释抗凝剂用量少的优点，又具有后稀释清除率高的优点，不失为一种优化稀释治疗方法。

（三）置换液补充计算方法

血液滤过和血液透析滤过清除溶质的效果还取决于置换液量。临床上应用后稀释血液滤过一次，置换液量一般在20~30L。为达到尿素清除指数>1.2的标准，超滤量应为体重的58%；也有研究发现，置换液量为体重的45%~50%是比较合适的。

也可根据尿素动力学计算，由于患者蛋白质摄入量的不同，产生尿素氮数量亦不同，其计算公式如下：

每周交换量（L）=每日蛋白质摄入量（g）×0.12×7/0.7（g/L）

式中0.12为每克蛋白质代谢所产生的尿素氮的克数，7为每周天数，0.7为滤过液中平均尿素氮浓

度。计算出的每周置换液量分 2~3 次在血液滤过治疗时给予。

按此公式计算时未计残余肾功能,若患者有一定的残余肾功能,则所需置换液量可相应减少,按 1ml 置换液等于 1ml 肾小球滤过液的尿素清除率计算,假如患者残余肾功能为 5ml/min,则一日清除率为 7.2L,故可减少 7.2L 的置换液。

对前稀释血液滤过量的估计尚无统一的方法。一般建议每次治疗的置换量不低于 40~50L,或者每次前稀释总滤液量与干体重的比值为 1.3∶1 以上,此时能得到良好的清除效果,因此认为应用"前稀释总滤液量/干体重"这个指标可以更加方便地制定充分的治疗剂量。

(四) 抗凝

血液滤过或血液透析滤过应用后稀释治疗时的抗凝剂用量可参照本章第六至八节。若应用前稀释法治疗,则抗凝剂用量可相对减少。

四、血液滤过和血液透析滤过的临床应用

血液滤过 (HF) 和血液透析滤过 (HDF) 与血液透析 (HD) 相比,至少有两方面的优点,即血流动力学稳定、能清除中大分子物质。

(一) 血流动力学稳定

患者心血管系统对 HF 的耐受性优于 HD。HF 的脱水是等渗性脱水,水与溶质同时排出,体内渗透压变化小。HF 时血细胞比容等变化较小,不像 HD 时体内渗透压变化大、对血压影响也大。另外 HF 能选择性地保留 Na^+,HF 大量脱水时,血浆蛋白浓度相对提高,按照多南平衡选择性地保留 Na^+,使 Na^+ 在细胞外液中维持较高水平,细胞外液的高张状态使组织和细胞内水分移至细胞外,以保持渗透压的恒定,即使在全身水分明显减少的情况下,也能保持细胞外液的容量,从而使血压稳定。HF 治疗后血浆去甲肾上腺素明显增高,交感神经兴奋性增加,而 HD 治疗后,即使发生低血压,血浆去甲肾上腺素也无变化。在 HD 中约 5% 的患者容易发生难治性高血压,即所谓肾素依赖型高血压,而用 HF 治疗时可降低其发生率。

(二) 清除大中分子物质

HF 能有效地清除 HD 所不能清除的大、中分子毒素,如甲状旁腺素、炎症介质、细胞因子、β_2 微球蛋白等。有研究显示,在两组血液透析患者分别接受 HDF 和低流量 HD 治疗 3 个月以后,HDF 组治疗前 β_2 微球蛋白的水平要比低通透量 HD 组有明显的下降,并在超过 2 年的研究期间,这种差异始终保持着。无论是前稀释还是后稀释 HDF,当置换液量 <60ml/min 时,β_2 微球蛋白的下降率要比采用同样膜做 HD 的清除率高 (HDF: 72.2%;HD: 49.7%)。

大量的临床资料及研究证明,HF、HDF 可改善心血管稳定性,改善神经系统症状,增进食欲,减少与透析相关的淀粉样变,清除甲状旁腺素,缓解继发性甲状旁腺功能亢进症,改善促红细胞生成素生成,纠正贫血。因此 HF 或 HDF 除了适用于急、慢性肾衰竭患者外,更适用于有下列情况的慢性维持性血液透析患者。

(1) 高血压患者。无论是容量依赖型还是肾素依赖型高血压,血液滤过都能较好地控制血压。对于前者,HF 较 HD 能清除更多的液体而不发生循环衰竭。对非容量依赖型高血压或对降压药物有抵抗的高血压,应用 HF 治疗更有利于血压的控制。

(2) 低血压患者。血液透析中发生低血压的原因很多,老年患者对血液透析耐受性差、心肌病变、自主神经功能紊乱、糖尿病等患者易发生低血压,HF 治疗能改善低血压症状。

(3) 有明显的中分子毒素积聚而致神经病变、视力模糊、听力下降、皮肤瘙痒者。

(4) 与透析相关的体腔内积液或腹腔积液。发生率为 5%~37%,原因可能是:①水钠潴留;②腹壁毛细血管通透性增加;③细菌、结核杆菌或真菌感染;④低蛋白血症、心包炎、充血性心力衰竭等。HD 很难使积液、腹腔积液吸收或消失,HF 则有助吸收。有学者所在医院有 1 例血液透析患者透析 1 年半后产生腹腔积液,给予加强透析与超滤未见好转,且腹部越来越大,改做 HF 治疗 2 个月后,患者

腹腔积液逐渐吸收，在以后的几年透析中病情一直处于稳定状态。

(5) 肝性脑病患者。

(6) 药物中毒患者。

(7) 高磷血症患者。HDF 对磷的清除远比 HD 有效，能比较好地控制高磷血症。

(8) 多脏器功能障碍患者，特别是伴有急性呼吸窘迫综合征（ARDS）、低氧血症者等。

目前临床上为了在一次治疗中能够同时清除大、中、小分子毒素，已大多采用 HDF 治疗，但有学者在临床工作中观察到，有一些非容量依赖性高血压及对降压药物抵抗的高血压患者（约占高血压血液透析患者的 3%~6%），透析中血压经常居高不下，恶心、头痛，痛苦不堪，应用 HDF 治疗后症状仍不见改善。患者自觉已无希望，但在转为 HF 治疗后，患者在开始 3 次的 HF 治疗中血压就有明显下降，症状也得到明显改善。持续治疗 3 个月后（每周 1 次 HF，2 次 HD），血压达到正常水平，患者再回到每周 3 次的维持性透析，此时应用降压药已能控制住血压，透析中情况良好。这一情况说明对于顽固性高血压及透析中有严重不良反应的患者更适合 HF 治疗。

五、血液滤过和血液透析滤过的并发症

血液透析中所有可能出现的并发症，稍有疏漏都有可能在血液滤过中发生。

（一）常见技术并发症

(1) 低血流量。

(2) 治疗中 TMP 快速升高。

(3) 置换液成分错误。

(4) 液体平衡误差。

(5) 置换液被污染导致热源反应。

(6) 凝血。

(7) 破膜漏血。

（二）丢失综合征

HF 或 HDF 在超滤大量水分、清除中分子毒素的同时，也将一些分子量小但是有益的成分清除，如每次滤过可丢失氨基酸约 6g（分子量仅为 140）、蛋白质约 10g，患者应在饮食中补足。现在也有厂家通过对透析器膜孔进行技术改良，使透析器的膜孔分布更高、更均等，这种新型的透析器不仅提高了膜对中分子物质的清除效果，同时也能最大限度地减少蛋白质丢失，改善了治疗效果和预后。另有报道，在 HDF 中维生素 C 可下降 45%±14%，其中 25%~40% 是被对流所清除的；同时，HDF 过程中抗氧化剂的丢失与大量高度氧化的标记物同时出现，这将是一个潜在的问题。

（三）其他

HF 对小分子物质清除不理想，应与 HD 交替治疗。

六、血液滤过及血液透析滤过的护理

血液滤过和血液透析滤过是血液净化治疗中的一种特殊技术。随着这种技术的不断成熟和治疗成本的逐渐下降，HF、HDF 已成为维持性透析患者一种标准的常规治疗模式，在常规透析的同时通常每周或每两周进行一次 HF 或 HDF。因此，血液透析护士应充分了解它的治疗原理、适应证、不良反应及并发症，熟练掌握血液滤过、血液透析滤过的操作流程及机器的操作常规，有针对性地对患者进行密切监测与护理。

（一）治疗前的准备

1. 患者准备及评估。对于首次接受血液滤过者，应向患者及家属解释治疗的目的与风险，签署血液透析医疗风险知情同意书。若复用滤过器，还应签署滤过器重复使用知情同意书。

2. 滤过器选择和技术参数设置。血液滤过和血液透析滤过清除溶质的效果取决于血流量、滤过器

面积、滤过膜筛选系数、超滤率和每次治疗时的置换液总量，因此滤过器选择及技术参数的设置都必须评估和确认，以达到理想效果。

3. 滤过器预冲。预冲是否充分会影响滤过器的性能发挥，临床上我们经常遇到的一些问题都与预冲不充分相关，如：①在常规抗凝的前提下，HF、HDF 上机后 1~2h 即出现跨膜压快速升高，对应的措施是一再地降低置换液输入量，导致一次治疗的置换液总量达不到目标值而影响治疗效果，甚至有时不得不将模式切换至 HD 才能继续治疗；②回血后残血量多；③患者首次使用综合征发生率高等。充分预冲则能改善和预防上述状况的发生。

需要强调的是，滤过器膜内排气流速控制在 80~100ml/分，先用生理盐水排净透析管路和滤过器血室（膜内）的气体，再将泵速调至 200~300ml/min，连接透析液接头于滤过器旁路，排净滤过器透析液室（膜外）气体。若机器在线预冲的默认设置未按照这一原则，则会影响预冲效果，因此不建议在线预冲。另外，针对滤过器膜（通常为合成膜）的疏水特性和亚层的多孔性结构，建议加大预冲量，以保证有效清除气泡和不溶性微粒，并建议密闭循环时设置超滤量。将滤过器静脉端朝上，促进透析器膜内微小气泡清除干净，同时通过水的跨膜运动排除膜亚层中的空气，使滤过膜的纵向、横向都能够充分湿化。良好的湿化效果，能使滤过膜微孔的张力达到最大化，治疗时能降低水分、溶质通过半透膜的阻力，提高膜对水和溶质的通透性，在 HF、HDF 治疗中即使输入大剂量的置换液也不容易发生跨膜压快速上升的现象，有助于提高治疗效果。同时，良好的湿化能改变血液层流性质和切变力，降低血液流动阻力，防止血小板活化和补体激活，提高了滤过膜的抗凝效果，能有效地预防血膜反应。

4. 置换液总量设置。首先确定置换液输入方式，无论是前稀释还是后稀释，置换液总量的设置可按照前述的置换液补充的几种方式进行计算。

5. 超滤量设置。正确评估患者的干体重，根据其体重增长及水潴留情况设置超滤量。

6. 血流量设定。通常 HF 和 HDF 治疗时的血流量要 >250ml/min，因此内瘘穿刺技术要熟练。选择穿刺部位时，必须选择能保证有足够血流量的部位进行穿刺，以获得有效的血流量，否则将影响清除率。但血流量常受患者的血管通路与心血管系统状态的限制，若患者因内瘘狭窄、栓塞而导致血流量不足，应先解决内瘘通路问题，在保证具有足够血流量的前提下再考虑做 HF 或 HDF。如患者因心血管功能低下而不能耐受治疗要求的血流量，可先将血流量设置于能够耐受的流量，通过一段时间治疗后心功能状况得到改善，可再将血流量调节至要求范围。

（二）护理干预

1. 密切监视机器运转情况。治疗过程中密切监测动脉压、静脉压、跨膜压和血流量等的变化。HF、HDF 均需补充大量置换液，如果液体平衡有误，则会导致患者发生危及生命的容量性循环衰竭，因此上机前需仔细检查并确认置换液泵管与机器置换液出口端连接严密，没有渗漏，确保患者液体出入量的平衡和保障治疗安全。所有的治疗参数与临床情况应每小时详细记录一次。

2. 严密观察患者的意识和生命体征变化。生命体征的波动与变化往往是急性并发症的先兆，护士在巡视中要密切注意患者的主诉和临床反应，如有否恶心、呕吐、心慌、胸闷、寒战、出血倾向等。

3. 急性并发症的预防与护理。血液透析的所有并发症都有可能在 HF、HDF 中出现，最需要警惕的有：①液体平衡误差；②置换液成分错误；③置换液被污染导致热源反应；④低血流量；⑤凝血。护士在临床护理操作中要加强责任心，严格执行操作规范，做到操作前、操作中、操作后查对，及时发现隐患，积极预防并发症。如：置换液管与机器置换液出口端连接不紧密而致置换液渗漏，治疗中会出现置换液输入量少于患者体内被超滤的量，若不及时发现，会导致患者脱水过量，有效血容量下降而发生低血压、休克。只有严格查对才能防患于未然。

4. 饮食指导。血液滤过或血液透析滤过在大量清除液体的同时，会丢失大量蛋白质、氨基酸、维生素，患者在饮食中若得不到及时补充，就可能发生因血液滤过治疗而引起的丢失综合征。因此，患者饮食中应增加优质蛋白质的摄入并多食富含维生素的蔬菜。维持性血液透析患者每日每千克体重的蛋白质摄入（Dietary Protein Intake, DPI）为 1.2~1.5g，而在进行 HF 或 HDF 治疗阶段蛋白质摄入量最好能达到每日每千克体重 1.5g，其中至少 50%~70% 是高生物价蛋白质，以补足从滤过液中丢失的营养物质。为保证患者达到这一摄入水平，必须加强对患者的饮食指导和宣教，使患者能充分认识并自觉做到合理饮食。

5. 反渗水监测与机器消毒。HF、HDF治疗中大量的水是直接进入血液的，因此保证透析用水的高度洁净至关重要，哪怕是极低浓度的污染都会是致命的。反渗水必须定期做细菌培养和内毒素、水质的检测，使用在线式血液滤过机要注意置换液滤过器的有效期，严格按照厂家规定的寿限使用，以保证在线置换液的品质与安全。

在线式血液滤过机直接将自来水经过炭滤、软化、反渗等步骤制成净化水，再通过高精度的滤过器，使之成为无菌、无致热源的超纯水。超纯水与浓缩透析液经比例泵按一定的配比混合成置换液，再经过双重超净滤器滤过后输入体内。这一设计完善的净化系统最大的优点是方便，但同时浓缩透析液也必须保证高度的洁净，符合质控标准。有报道，在浓缩透析液污染较严重的情况下，第二级滤器后仍可发现细菌及热源物质。因此，在线HDF生成置换液时，特别要求使用成品A液和筒装B粉装置，以减少浓缩液方面的污染。

6. 机器清洗、消毒和日常维护。必须严格遵照厂家要求实施，包括消毒液品种和消毒液浓度都应根据厂家要求选用，以确保每一次消毒的有效性和治疗安全性。停机日需开机冲洗20~30min，使机器管道内的水静止不超过24h，以避免微生物的生长。停机超过3d应重新清洗消毒后再使用。

7. 其他。使用挂袋式液体输入时，必须注意袋装置换液的有效期、颜色和透明度。更换置换液时应严格执行无菌操作。另外，在置换液输入体内之前建议装一个微粒滤过器，以杜绝致热源进入体内。

（三）血液滤过与血液透析滤过护理流程

见图5-2。

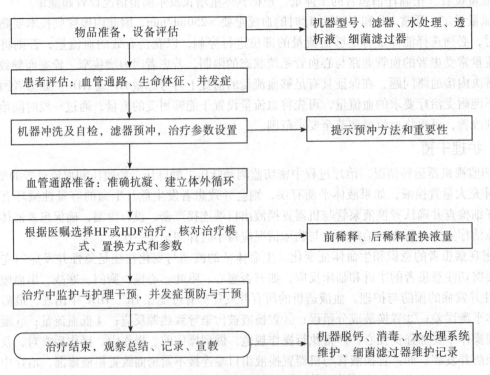

图5-2 血液滤过与血液透析滤过护理流程

第七节 血浆置换护理

血浆置换是通过有效的分离、置换方法迅速地选择性从循环血液中去除病理血浆或血浆中的病理成分（如自身抗体、免疫复合物、副蛋白、高黏度物质、与蛋白质结合的毒物等）同时将细胞成分和等量的血浆替代品回输患者体内，从而治疗使用一般方法治疗无效的多种疾病的血液净化疗法。

自开展血浆置换疗法以来，常规应用两种分离技术，即离心式血浆分离和膜式血浆分离。随着血液净化技术的不断发展，离心式血浆分离已逐步被膜式血浆分离所替代，临床上膜式血浆分离又分为非选择性血浆置换与选择性血浆置换。

一、临床应用

（一）适应证

目前血浆置换的诊疗范畴已扩展至神经系统疾病、结缔组织病、血液病、肾脏病、代谢性疾病、肝脏疾病、急性中毒及移植等领域大约200多种疾病，其主要适应证如下。

1. 作为首选方法的疾病或综合征。冷球蛋白血症、抗肾小球基底膜病、格林-巴利综合征、高黏滞综合征、栓塞性血小板减少性紫癜、纯合子家族性高胆固醇血症、重症肌无力、药物过量（如洋地黄中毒）、与蛋白质结合的物质中毒、新生儿溶血、自身免疫性血友病。

2. 作为辅助疗法的疾病或综合征。急进性肾小球肾炎、抗中性粒细胞胞浆抗体阳性的系统性血管炎、累及肾脏的多发性骨髓瘤、系统性红斑狼疮（尤其是狼疮性脑病）。

（二）治疗技术及要求

1. 血浆置换的频度。一般置换间隔时间为 1~2d，连续 3~5 次。

2. 血浆置换的容量。为了进行合适的血浆置换，需要对正常人的血浆容量进行估算，可按以下公式计算：

$$PV = (1 - HCT)(B + C \times W)$$

式中：PV——血浆容量；HCT——血细胞比容；W——干体重；B——男性为 1 530，女性为 864；C——男性为 41，女性为 47.2。

例如一个60kg的男性患者，HCT 为 0.40，则 $PV = (1 - 0.40) \times (1\,530 + 41 \times 60)$。如血细胞比容正常（0.45），则血浆容积大致为40ml/kg。

3. 置换液的种类。包括晶体液和胶体液。血浆置换时应用的晶体液为林格液（富含各种电解质），补充量为丢失血浆量的1/3~1/2，500~1 000ml。胶体液包括血浆代用品和血浆制品。血浆代用品包括中分子右旋糖酐、低分子右旋糖酐、羟乙基淀粉（706代血浆），补充量为丢失血浆量的1/3~1/2；血浆制品有5%白蛋白和新鲜冰冻血浆。一般含有血浆或血浆白蛋白成分的液体占补充液40%~50%。原则上补充置换液时采用先晶后胶的顺序，即先补充电解质溶液或血浆代用品，再补充蛋白质溶液，目的是使补充的蛋白质尽可能少丢失。

4. 置换液补充方式。血浆置换时必须选择后稀释法。

5. 置换液补充原则。等量置换，即丢弃多少血浆，补充多少血浆；保持血浆胶体渗透压正常；维持水、电解质平衡；如应用的胶体液为4%~5%的白蛋白溶液时，必须补充凝血因子；为防止补体和免疫球蛋白的丢失，可补充免疫球蛋白；应用血浆时应注意减少病毒感染机会；置换液必须无毒性、无组织蓄积。

6. 抗凝剂。可使用肝素或枸橼酸钠作为抗凝剂。肝素用量大约为常规血液透析的1.5~2倍。对于无出血倾向的患者，一般首剂量为 40~60U/kg，维持量为 1 000U/h，但必须根据患者的个体差异来调整。枸橼酸钠一般采用 ACD-A 配方，即含 22g/L 枸橼酸钠和 0.73g/L 枸橼酸，其用量约为血流速度（ml/min）的 1/25~1/15。为防止低血钙，可补充葡萄糖酸钙。

二、常见血浆置换术

（一）非选择性血浆置换

1. 原理。用血浆分离器一次性分离血细胞与血浆，将分离出来的血浆成分全部去除，再置换与去除量相等的 FFP（新鲜血浆）或白蛋白溶液。

2. 适应证。重症肝炎、严重的肝功能不全、血栓性血小板减少性紫癜、多发性骨髓瘤、手术后肝功能不全、急性炎症性多神经炎、多发性硬化症等。

3. 护理评估。

（1）对患者的体重、生命体征、神志、原发病、治疗依从性进行评估，并做好相应干预措施。准确的体重有助于确定患者血浆置换的总量；对患者依从性的评估，有利于提升患者对治疗的信心和配合程度；评估可能的并发症以确定干预措施。

（2）对设备、器材、药物等进行评估，做好充分准备；对血浆、白蛋白等做好存放和保管。

（3）确认相关的生化检查（凝血指标），操作过程、治疗参数。

（4）对血管通路及血液流量进行评估，确认静脉回路畅通，以免静脉压增高而引起血浆分离器破膜或再循环。

4. 操作准备。

（1）物品准备。配套血路管、血浆分离器、生理盐水 2 000ml、血浆分离机器、心电监护仪等。

（2）药品及置换液准备。

1）置换液：置换液成分原则上根据患者的基础疾病制定，如肝功能损害严重、低蛋白血症的患者应适当提高患者胶体渗透压，提高白蛋白成分；血栓性血小板减少性紫癜患者除了常规血浆置换外，可适当补充新鲜血小板；严重肝功能损害患者在血浆置换以后可适当补充凝血因子、纤维蛋白原等。

置换液（以患者置换血浆 3 000ml 为例）主要有两种配方：①白蛋白 60g、低分子右旋糖酐 1 000ml、706 代血浆 500ml、平衡液 1 000ml、5% 或 10% 葡萄糖 500ml（注：白蛋白根据医嘱稀释于 5% 或 10% 葡萄糖溶液 500ml）；②新鲜血浆 1 000ml、706 代血浆 500ml、低分子右旋糖酐 500ml、平衡液 500ml、5% 或 10% 葡萄糖 500ml。以上配方可根据患者病情或需要做适当调整。

2）抗凝剂：由于血浆置换患者大多为高危患者，故在抗凝剂的选择上首选低分子肝素。

3）葡萄糖酸钙：非选择性血浆置换时，在输入大量新鲜血浆的同时，枸橼酸钠也被输入体内，枸橼酸钠可以与体内钙离子结合，造成低血钙，患者出现抽搐，故可适当补充葡萄糖酸钙。

4）激素：由于血浆置换时输入了大剂量的异体蛋白，患者在接受治疗过程中可能出现过敏反应。

（3）建立血管通路。采用深静脉留置导管或内瘘，动脉血流量应达到 150ml/min。静脉回路必须畅通，采用双腔留置导管时注意防止再循环。

5. 操作过程及护理。血浆置换是一种特殊的血液净化方法，操作治疗时应有一个独立的空间，并有专职护士对患者进行管理和监护。术前向患者和家属做好心理护理和治疗风险意识培训，取得患者的积极配合。

（1）打开总电源，打开血浆分离机电源，开机并自检。

（2）连接血路管、血浆分离器，建立通路循环。

（3）阅读说明书，按血浆分离器说明书上的预冲方法，进行管路及血浆分离器的预冲。预冲的血流量一般为 100～150ml/min，预冲液体量为 1 500～2 000ml。用 500ml 生理盐水加入 2 500U（20mg）肝素，使血浆分离器和管路肝素化。

（4）设定各项治疗参数。血流量/分、血浆分离量/小时、置换总量、肝素量、治疗时间等。

（5）建立血管通路，静脉端注入抗凝剂（等待 3～5min，充分体内肝素化），建立血循环，引血时血流量应 <100ml/min。运转 10min 后患者无反应，加大血流量至 100～150ml/min；启动弃浆泵及输液泵。要求保持进出液量平衡，可将弃浆泵及输液泵流量调节至 25～40ml/min。

（6）观察血浆分离器及弃浆颜色，判断有无破膜现象发生。一旦出现破膜，立即更换血浆分离器。

（7）治疗过程中严密监测生命体征；随时观察跨膜压、静脉压、动脉压变化，防止破膜；观察过敏反应及低钙反应；观察电解质及容量平衡。

（8）及时记录数据；及时处理各类并发症。

（9）下机前评估。患者生命体征、标本采集、抗凝剂总结、治疗目标值情况。

（10）书写记录，患者转运、交班；整理物品；处理好医疗废弃物及环境。

6. 非选择性血浆分离操作流程。

见图 5-3。

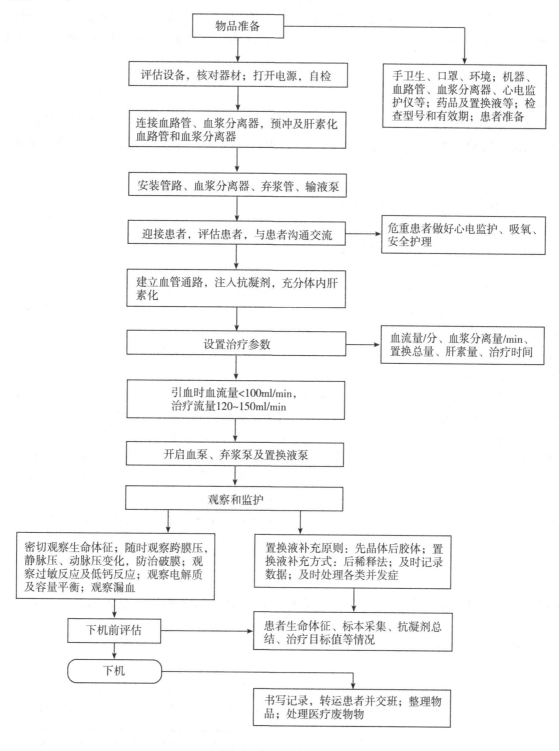

图 5-3 非选择性血浆分离操作流程

（二）选择性血浆置换

1. 原理。选择性血浆置换也称为双重血浆置换。由血浆分离器分离血细胞和血浆，再将分离出的血浆引入血浆成分分离器（血浆成分分离器原则上按照分子量的大小进行选择，如胆红素分离器、血脂分离器等），能通过血浆成分分离器的小分子物质与白蛋白随血细胞回输入体内，大分子物质被滞留而弃去。根据弃去血浆量补充相应的白蛋白溶液，白蛋白的相对分子质量为 69 000，当致病物质分子量为白蛋白分子量 10 倍以上时，可采用选择性血浆置换。

2. 适应证。多发性骨髓瘤、原发性巨球蛋白血症、家族性难治性高脂血症、难治性类风湿性关节炎、系统性红斑狼疮、血栓性血小板减少性紫癜、重症肌无力、多发性硬化症、多发性神经炎及移植前后的抗体去除等。

3. 护理评估。同非选择性血浆置换。

4. 操作准备。

(1) 物品准备。配套血路管、血浆分离机、血浆分离器、血浆成分分离器、心电监护仪等。

(2) 药品和置换液准备。生理盐水 4 000ml、白蛋白溶液 30g（备用，根据丢弃量补充所需白蛋白）、激素等。

(3) 血管通路。同非选择性血浆置换。

(4) 抗凝剂应用。同非选择性血浆置换。

5. 操作过程与护理。

(1) 打开总电源，打开血浆分离机电源，开机并自检。

(2) 连接血路管、血浆分离器及血浆成分分离器，建立通路循环。

(3) 按照说明书要求预冲血浆分离器、成分分离器及管路。预冲流量为 100 ~ 150ml/min，预冲液量为 2 500 ~ 3 000ml。最后用 1 000ml 生理盐水加入 2 500U（40mg）肝素使血浆分离器、血浆成分分离器和血路管肝素化。

(4) 设定各项治疗参数。血流量 ml/min、血浆分离量 ml/h、成分分离器流量 ml/h、血浆置换总量、肝素量、治疗时间等。

(5) 建立血管通路，注入抗凝剂，建立血循环，引血时建议血流量 < 100ml/min。运转 10min 后患者无不适反应，治疗血流量增至 120 ~ 150ml/min，启动血浆泵、弃浆泵及返浆泵。

(6) 操作中严密监测动脉压、静脉压、跨膜压的变化，以防压力增高，引起破膜。

(7) 观察血浆分离器、成分分离器及弃浆颜色，判断有无破膜发生。一旦发生破膜，及时更换。

(8) 选择性血浆分离，根据患者体重和病情决定血浆置换总量，根据分子大小决定弃浆量，一次选择性血浆置换会丢弃含有大分子蛋白的血浆 100 ~ 500ml。

(9) 治疗过程中严密监测体温、脉搏、呼吸、血压；随时观察跨膜压、静脉压、动脉压变化，防止破膜；观察电解质及容量平衡。

(10) 及时记录数据；及时处理各类并发症。

(11) 达到治疗目标值，下机。

(12) 完成护理记录；向患者所在病房交班；合理转运危重患者；整理物品；处理医疗废弃物。

6. 选择性血浆分离操作流程。

见图 5 - 4。

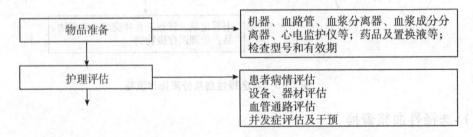

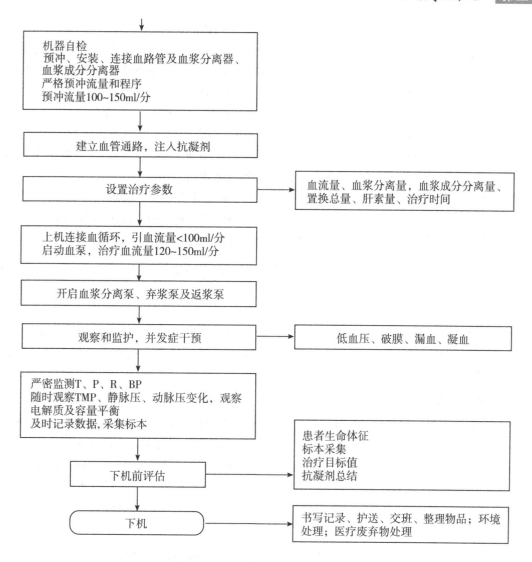

图 5-4 选择性血浆分离操作流程

三、并发症及护理干预

血浆置换的并发症同常规血液净化的并发症、血管通路的相关并发症、抗凝的并发症等。与血浆置换特别相关的并发症如下。

1. 过敏反应。新鲜冰冻血浆含有凝血因子、补体和白蛋白，但由于其成分复杂，常可诱发过敏反应。据文献报道，过敏反应发生率为0～12%。补充血液制品前，静脉给予地塞米松5～10mg或10%葡萄糖酸钙20ml并选择合适的置换液是预防和减少过敏的关键。

治疗过程中要严密观察，如出现皮肤瘙痒、皮疹、寒战、高热时，应及时给予激素、抗组胺药或钙剂，可摩擦皮肤以缓解瘙痒。治疗前认真执行三查七对，核对血型，血浆输入速度不宜过快。

2. 低血压。引起低血压的主要原因：置换液补充过缓，有效血容量减少；应用血制品引起过敏反应；补充晶体溶液时，血浆胶体渗透压下降。血浆置换中应注意血浆等量置换，即血浆出量应与置换液输入量保持相等。当患者血压下降时可先输入胶体溶液，血压稳定时再输入晶体溶液。要维持水、电解质的平衡，保持血浆胶体渗透压稳定。当患者出现低血压时可延长血浆置换时间，血流量应控制在50～80ml/min，血浆流速相应减低，血浆出量与输入的血浆和液体量保持平衡。

3. 低血钙。新鲜血浆含有枸橼酸钠，过多、过快输入新鲜血浆容易导致低血钙，患者会出现口麻、腿麻及小腿肌肉痉挛等低血钙症状，严重时发生心律失常。治疗前应常规静脉注射10%葡萄糖酸钙

10ml，注意控制枸橼酸钠输入速度，出现低钙反应时及时补充钙剂。

4. 出血。严密观察皮肤及黏膜、消化道等有无出血点，进行医疗护理操作时，动作轻柔、娴熟，熟练掌握静脉穿刺技巧，避免反复穿刺加重出血。一旦发生出血，立即通知医生采取措施，必要时用鱼精蛋白中和肝素，用无菌纱布加压包扎穿刺点，并观察血小板的变化。

5. 感染。当置换液含有致热源、血管通路发生感染、操作不严谨时，患者会出现感染、发热等。血浆置换是一种特殊的血液净化疗法，必须严格无菌操作，患者应置于单间进行治疗，要求治疗室清洁，操作前紫外线照射30min，家属及无关人员不得进入治疗场所。操作人员必须认真洗手，戴口罩、帽子，配置置换液时需认真核对、检查、消毒，同时做到现配现用。

6. 破膜。血浆分离的滤器因为制作工艺的原因而受到血流量及跨膜压的限制，如置换时血流量过大或置换量增大，往往会导致破膜。故应注意血流量在 100～150ml/min，每小时分离血浆 <1 000ml，跨膜压控制于50mmHg。预冲分离器时注意不要用血管钳敲打，防止破膜。

四、选择性血浆分离和非选择性血浆分离的比较

（一）非选弹性血浆分离

1. 优点。可补充凝血因子（使用新鲜冰冻血浆时）；排除含有致病物质的全部血浆成分。

2. 缺点。因使用他人的血浆，有感染的可能性；因混入微小凝聚物，有产生相应不良反应的可能。必须选用新鲜血浆或白蛋白溶液。

（二）选择性血浆分离

1. 优点。对患者血浆容量的改变较小、特异性高，故所用置换量少，约为常规血浆置换量的1/4，有时甚至可完全不用。这既节省了开支，又减少了感染并发症的发生机会。选择性血浆分离法不但可选择使用不同孔径的血浆成分分离器，同时可根据血浆中致病介质的分子量，选择不同的膜滤过器治疗不同的疾病，如应用 0.02～0.04μm 孔径的滤膜治疗冷球蛋白血症、家族性高胆固醇血症等。

2. 缺点。因利用分子量大小进行分离（根据膜孔的不同分离），故可能会除去一些有用的蛋白质。

第八节　蛋白A免疫吸附护理

蛋白A免疫吸附（Immunoadsorption）是一种最近几年发展起来的新型血液净化方式，是由亲和层析技术发展而来的，是生物亲和分离在血液净化领域的应用。蛋白A免疫吸附技术可以治疗传统方法难以奏效的疾病，已经在世界各地进行了大量临床试验，其有效性和安全性已经得到了证实。

一、原理

蛋白A免疫吸附是利用基因重组蛋白A Fc 区段的生物亲和吸附反应原理，将生物活性物质基因重组蛋白A用共价耦合的方式固定在特定的载体上（一般为琼脂凝胶）制成吸附柱，当血浆流经吸附柱时，选择性或特异性地有效吸附和去除血液中的过量抗体（主要是IgG）和免疫复合物，清除患者血液中的致病因子，从而达到净化血液、缓解病情的目的。

二、工作过程

蛋白A免疫吸附技术利用膜式血浆分离器将血液分离后，血液从回路侧回入体内；血浆则从端盖的一头通过吸附柱进行处理。吸附柱中的蛋白A与血浆中致病性抗体（特别是IgG类抗体）及其免疫复合物结合，当吸附柱上的抗体饱和时，将吸附柱的pH降至2.3～2.5，蛋白A与所结合抗体解离，抗体被洗脱清除，当pH恢复至7.0时，蛋白A又恢复吸附能力，这样可不断循环吸附特异性致病性抗体，将通过吸附的血浆回输入体，从而达到治疗疾病的目的。

三、临床应用

蛋白A免疫吸附疗法临床应用广泛,且疗效确切,主要用于治疗自身免疫系统疾病和神经系统疾病,去除体内某些特定的物质。其适应证如下。

(一) 自身免疫性疾病

(1) 系统性红斑狼疮(SLE)。是最常见的结缔组织病,用吸附柱能大量清除抗DNA抗体、抗磷脂抗体等。

(2) 类风湿性关节炎(RA)或重度风湿性关节炎。

(二) 器官移植

(1) 移植前。高群体反应抗体(Panel Reactive Antibody,PRA)和交叉配型试验(CDC);移植失败后再次移植。

(2) 移植后。急性体液免疫性排斥,强化IA联合抗排斥药物,可使排斥反应逆转。

(三) 血液系统疾病

(1) 血栓性血小板减少性紫癜(TTP)、特发性血小板减少性紫癜(ITP)。

(2) 伴有免疫复合物的过敏性紫癜。

(四) 肾脏病

(1) 抗(GBM)抗体综合征。

(2) 新月体肾炎。

(五) 皮肤病

(1) 天疱疮、类天疱疮。

(2) 皮肌炎。

(3) 结节性多动脉炎。

(六) 其他

(1) 扩张性心肌病(DCM)。

(2) 透析相关性β_2微球蛋白淀粉样变。

(3) 伴有抗精子抗体的不孕症。

四、操作及流程

(一) 物品准备

(1) 配套机器及循环管路、血浆分离器、吸附柱;废液袋、pH计或精密pH试纸等。检查各种物品的外包装及有效期。

(2) 药物准备。抗凝剂、洗脱液、平衡液、保存液、生理盐水、葡萄糖酸钙、地塞米松等。

(3) 监护抢救物品。氧气设备、心电监护、血压表、定时器等。

(二) 患者准备及评估

(1) 向患者解释免疫吸附的方法和意义,指导患者调整心理状态,消除紧张、焦虑情绪,从而对治疗充满信心,积极配合医务人员做好治疗的准备。

(2) 术前做好相关检查。血型、凝血全套、免疫全套、抗体、血电解质、肾功能、肝功能等。

(3) 吸附治疗当日测量体温、脉搏、呼吸、血压及体重,必要时可连接心电监护系统和供氧设备。

(4) 建立血管通路。免疫吸附前应评估患者的血管通路。由于免疫吸附治疗时血液流量要求在80~120ml/min,故主要选择四肢大静脉穿刺,以便血液抽吸和回输畅通。患者血管条件不佳时,治疗前应建立临时性血管通路,如股静脉、锁骨下静脉或中心静脉留置导管,以保证2~4周的免疫吸附治疗。

(5) 签署知情同意书。

(三) 操作方法

蛋白 A 免疫吸附治疗分单柱免疫吸附和双柱免疫吸附治疗。

1. 单柱免疫吸附治疗法。由于蛋白 A 免疫吸附包括了血浆分离及血浆吸附两个过程，故在治疗前必须先做好血浆分离部分的连接与预冲。

(1) 连接与预冲。

1) 连接循环管路和血浆分离器，用 1 000ml 生理盐水从动脉端进行预冲。

2) 排除蛋白 A 免疫吸附柱内的保存液（具有防腐消毒作用），并连接相应管路。将 2 000ml 生理盐水从吸附柱的入口处注入，进行预冲。

3) 用 1 000ml 生理盐水加上 2 500U 肝素，分别将血浆分离部分的循环管路及免疫吸附部分的循环管路进行再预冲。

4) 根据机器提示，将血浆分离、免疫吸附两部分进行有效连接。如将连续肾脏替代疗法所用的机器用于免疫吸附时，必须将所有的连接部分、监护部分进行检查和测试后再应用，以确保患者安全。

(2) 患者的连接。

1) 建立血管通路。

2) 注入抗凝剂。

3) 连接血浆置换部分。

4) 设置血液流量和置换血浆流量，全血以 90~120ml/min 的速度流经血浆分离器分浆；血液有形成分通过血浆分离器回输入体内。

5) 分离后的血浆由蛋白 A 免疫吸附柱进行吸附，血浆流量为 25~35ml/min；吸附 12min 后（血浆流量 250~420ml），停止血浆分离，用 50ml 生理盐水将血浆回输体内。

6) 夹闭血浆泵，将吸附后的血浆通路转至废液通道，然后打开洗脱泵，用甘氨酸洗脱液洗脱吸附柱黏附的蛋白质和抗体，用 pH 计或精密 pH 试纸于废液出口处进行测试，当 pH≤2.3 时，洗脱过程完成。

7) 夹闭洗脱泵，打开平衡泵，用平衡液对吸附柱进行平衡，用 pH 计或精密 pH 试纸于废液出口处进行测试，当 pH≥7 时，平衡过程完成，吸附柱再生。

8) 用 50~100ml 生理盐水置换出平衡液。

9) 夹闭再生泵，将废液通道转至血浆通路，打开血浆泵，开始下一循环治疗。

10) 常规治疗量是患者血浆容量的 2~3 倍。

(3) 回血。常规治疗量完成后，应进行回血。

1) 留取血液标本。

2) 连接生理盐水，将蛋白 A 免疫吸附柱内的血浆回输患者。

3) 卸下免疫吸附柱，做消毒贮存处理。

4) 按常规将血浆分离器内的血液回输患者。

(4) 吸附柱的消毒和保存。每次吸附治疗结束时，将血浆回输给患者，然后对吸附柱进行洗脱、平衡，再应用贮存液（含 0.1% 迭氮钠的磷酸盐缓冲液，pH=7.4）冲洗、注满吸附柱，将管路两端进行密闭连接，置于无菌袋内，于 1~10℃ 下冷藏保存（注明患者姓名、床号、使用次数、消毒日期、消毒液名称、操作者姓名）。为防止污染，在整个准备、治疗和后处理操作中，应注意保持无菌。

2. 双柱免疫吸附治疗法。顾名思义，双柱蛋白 A 免疫吸附治疗是在血浆置换后有两个蛋白 A 免疫吸附柱。当第一个蛋白 A 免疫吸附柱在进行血浆吸附时（包括吸附、回输、洗脱、平衡、再生），第二个吸附柱也冲洗完毕，两个柱工作状态开始自动转换。当第一个吸附柱吸附抗体饱和后（约 10min），第二个柱开始吸附血浆而第一个柱进行再生。方法：由酸液泵和缓冲液泵自动混合两种液体（酸和缓冲剂，预先配制好），形成一种 pH 梯度（2.2~7.0）的液体进入该柱，蛋白 A 吸附柱上的抗体遇酸后脱落，随即被缓冲液冲走，进入吸附废液袋内并弃去；当吸附柱内 pH 值恢复到 7.0 时，第二个柱又饱和，两个柱工作状态又转换（每10min转换一次）。被吸附过的血浆（不含抗体血浆或再生血浆）进入血浆袋内，并通过泵回输患者体内。整个治疗过程均由电脑控制，达到事先设定的血浆循环总量和要排出的IgG总量。

五、护理干预

在操作和观察中应严格执行各种操作规程，严密监护，防止各种并发症的发生。

（1）密切观察血压、脉搏，每30min测量一次。注意患者神态、呼吸、面色等改变，做好治疗和护理记录。询问患者有无口麻、头昏、头晕、心悸等症状。

（2）吸附过程中，注意各种参数的准确选择，如血泵流速、血浆分离量等，防止血浆分离器破膜、凝血等。

（3）吸附过程中，严密观察洗脱、平衡过程并检测pH，防止血浆丢失，防止洗脱液流入体内。人工监护时，操作护士必须坚守岗位，使用定时装置，严格确认pH后再进行洗脱和平衡。

（4）准确合理使用抗凝剂，观察抗凝剂的使用效果和使用后的并发症。

（5）准确留取血液标本和流出液标本。

（6）吸附治疗中输入过多的枸橼酸抗凝溶液，易引起低血钙反应。术前常规给予葡萄糖酸钙，以免发生严重的枸橼酸反应。

六、操作技术流程（单柱蛋白A免疫吸附）

见图5-5。

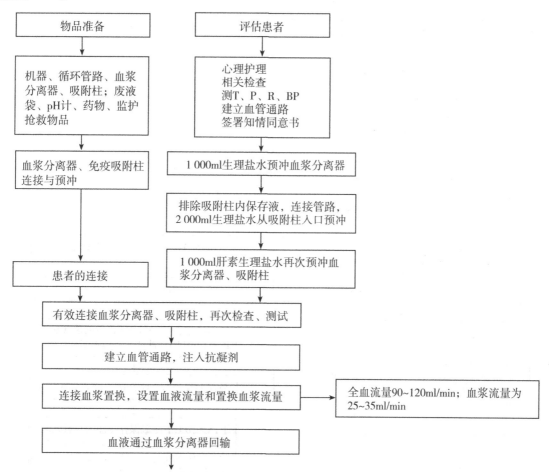

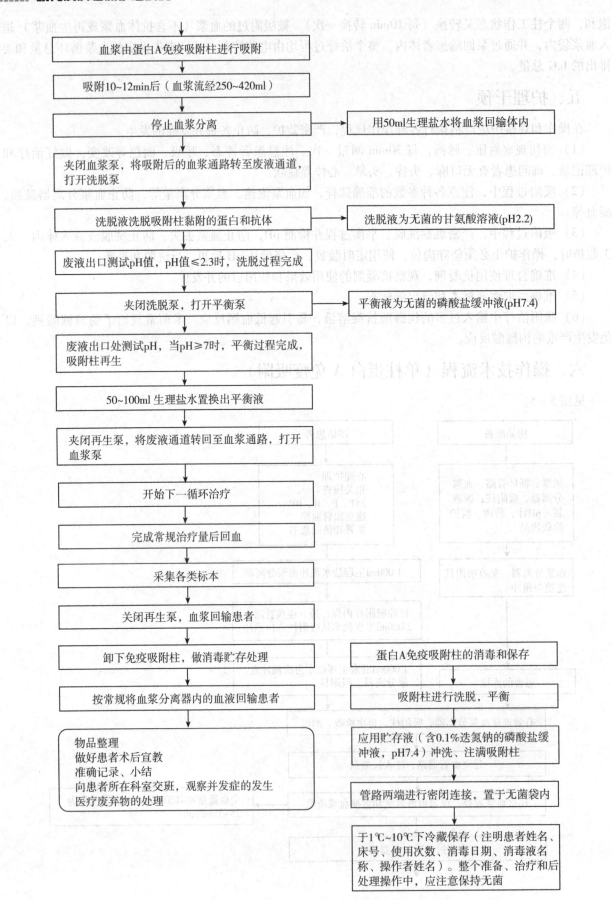

图 5-5 单柱蛋白 A 免疫吸附操作流程

第九节 腹膜透析原理

一、腹膜解剖

1. 基本解剖。腹膜为覆盖腹腔的一层浆膜，面积与人体表面积相当，成年人为约为 $2m^2$。腹膜分为脏层和壁层，脏层覆盖在肠和其他脏器表面，壁层则覆盖在腹壁上。

脏腹膜占腹膜总表面积的 80%，其血供来自肠系膜上动脉，通过肝门静脉系统回流。壁腹膜对于腹膜透析意义更大，其血供来自腰动脉、肋间动脉和胃上动脉，回流入下腔静脉。总的腹膜血供无法直接测量，间接估计为 50~100ml/min。腹膜和腹腔的淋巴回流主要是通过横膈腹膜上的裂孔，经由大收集导管，引入右淋巴导管。此外，脏和壁腹膜上还有额外的淋巴引流。

腹膜表面衬有单层的间皮细胞，细胞表面有绒毛，可以产生一薄层润滑液。间皮下是细胞间质，包括胶原和其他纤维基质、腹膜毛细血管和淋巴管。腹膜间质内为富胶质-贫水区与富水-贫胶质区相间分布。

2. 腹膜的显微结构。腹膜作为透析滤过膜可分为 6 层结构：①腹膜毛细血管内皮细胞上的液体层；②毛细血管内皮层；③内皮基底膜层；④间质层；⑤间皮细胞层；⑥腹膜上固定的液膜层。这 6 层结构成为腹透物质转运时的重要阻隔。

3. 有效腹膜表面积。腹膜毛细血管在腹膜转运中具有关键的作用，因而，腹膜的转运取决于腹膜毛细血管的表面积，而非腹膜总面积。而且不同毛细血管与间皮细胞间的距离不同，每根毛细血管与间皮的距离决定了在转运中发挥的相对作用，而所有毛细血管的累积作用决定了腹膜的有效表面积和阻抗特性。有效腹膜面积指距离毛细血管足够近，能起到转运作用的腹膜区域。两位腹膜表面积相同、而血管分布不同的患者，其有效腹膜面积可能差别很大。同一个患者在不同情况下，有效腹膜表面积也不同，腹膜炎症可增加腹膜血管化，从而增加有效腹膜表面积。腹膜血管表面积增加的情况比腹膜总面积更能影响腹膜的转运特性。研究也显示，腹膜血管表面积的增加是腹膜超滤功能衰竭的主要机制之一。

二、腹膜透析原理及相关知识

（一）腹膜透析基本原理

腹膜是一种生物性半透膜，由基膜和毛细血管构成，它能阻断细胞和蛋白质通过，允许相对分子质量低于 15 000 的物质，如电解质和一些中、小分子溶质通过，大分子物质可以从毛细血管和微血管进入腹腔，而不能从腹腔进入血液。腹膜对物质清除的速度与腹膜两侧物质浓度梯度和分子量大小有关，同等浓度差的情况下，分子量越小，越易被清除。腹膜透析的原理包括弥散和超滤，弥散是指物质从浓度高的一侧向浓度低的一侧移动，如肌酐、尿素、钾、氯、钠、磷、尿酸等可从血液进入腹腔；超滤是指水分从渗透压低的一侧流向渗透压高的一侧，腹膜透析液的渗透压高于血液，从而可让体内的水分进入腹腔排出体外。连续不断地更换透析液可使代谢废物及时地被清除，补充碱基，从而达到纠正水、电解质、酸碱失衡的目的。

（二）腹膜透析效能的影响因素

1. 腹膜的面积。成年人腹膜面积约为 $2m^2$，较两侧肾小球毛细血管表面积或一般人工肾透析面积大。正常的腹膜面积能保证物质的交换，患者腹膜面积的减小，如腹腔粘连、腹腔肿瘤、妊娠等使腹腔有效面积减少，不适合做腹膜透析。

2. 腹膜的血流量。腹膜的血液供给丰富，来自下 6 对肋间动脉、腹壁上动脉和腹壁下动脉。腹膜壁层静脉引流入下腔静脉，脏层静脉引流入肝门静脉。成年人腹膜的血流量一般为 50~100ml/min。血流量的大小对腹膜清除率的影响并不十分明显，当腹膜血流量下降至正常的 25% 时，尿素清除率仅下降至正常的 75%。

3. 影响超滤作用的因素。腹膜透析液的溶质浓度高，水的超滤就多，超滤作用与下列因素有关：①腹膜毛细血管内压力；②腹膜毛细血管内的胶体渗透压；③腹壁结缔组织内的胶体渗透压；④腹膜腔内液体的流体静压；⑤腹膜透析液本身的渗透压，一般通过调整葡萄糖浓度可增减透析液的渗透压，使用高渗透析液可增加超滤作用。因葡萄糖的吸收可导致血糖、血脂升高，发生肥胖等，目前有不含葡萄糖的透析液；⑥其他因素。透析液的温度、容量、停留时间、腹膜本身的病变等，都可影响透析效能。一般透析液温度保持在37℃，留置4h以上。

（三）腹膜透析技术

1. 腹膜透析管。腹膜透析管为硅胶管，柔软可弯曲、无毒、高光洁度、不透X线、不受温度、酸盐及消毒剂影响和生物相容性好的特点。从第1次应用于临床至今，人们设计了许多类型的腹膜透析管，如标准Tenckhoff管、鹅颈管、卷曲管等。

2. 腹膜透析液。腹膜透析液有成品的袋装透析液，也可自制。类型有等渗、高渗、含钾、无钾、乳酸盐等，每100ml腹膜透析液中加1mg葡萄糖可提高渗透压55.55mmol/L，葡萄糖浓度分别为1.25%、2.5%和4.25%。一般来讲，腹膜透析液的成分应和正常细胞外液大致相等。

（1）葡萄糖与渗透压。通过增加腹膜透析液中的渗透压来达到脱水目的，常用的透析液中葡萄糖浓度为1.5%、2.5%和4.5%。葡萄糖浓度越高，脱水效果越好，但由于透析液在腹腔停留4h，有60%~80%的葡萄糖被吸收，高渗透析液导致大量的葡萄糖吸收，产生高脂血症，尤其对糖尿病患者，可引起高渗性昏迷，同时由于糖基化产物的产生可刺激腹膜，导致疼痛并加快腹膜纤维化的进程，因此不主张大剂量使用。目前，已有用果糖或氨基酸来代替腹膜透析液中的葡萄糖。

（2）pH和缓冲剂。腹膜透析液的pH一般为5.5左右，常用的缓冲剂为乳酸盐，以前将醋酸盐作为缓冲剂，但因其长期使用可导致腹膜纤维化，现已淘汰。乳酸盐是目前使用最多的缓冲剂，加入体内后代谢为碳酸氢盐，如患者肝功能异常该作用受限。

（3）钾。肾功能不全患者常伴有高钾血症，故一般采用无钾透析液进行透析已纠正高钾血症，须预防低血钾的发生。对于严重低血钾症的患者，可在腹膜透析液里加入钾，1L透析液中加入10%氯化钾2ml可提高钾浓度2.6mmol/L，如果加入3ml，透析液钾浓度为4mmol/L。钾浓度不易过高，以防引起高钾血症或刺激腹膜从而使患者产生疼痛。

（4）钠。透析液钠浓度为130~132mmol/L。因为高糖透析使体内水的清除大于钠的清除，易引起高钠血症。如果患者是低钠血症或有低血压时，应使用含钠为140mmol/L的透析液进行透析。

（5）钙。血浆游离钙浓度一般为1.5mmol/L，近年来由于广泛使用1.75mmol/L的含钙透析液及碳酸钙、骨化三醇等制剂，使高钙血症、异位钙沉积成为突出的问题，目前广泛使用的生理透析液中的钙浓度为1.25mmol/L，需注意监测血钙浓度，并给予适当的补充，警惕继发性甲状旁腺功能亢进的发生。

3. 腹膜透析室的设施、环境及物品准备。

（1）治疗区环境要求。保持安静，光线充足。达到《医院消毒卫生标准》中规定的Ⅲ类环境：①细菌菌落总数，空气≤500cfu/cm³，物体表面≤10cfu/m²，医护人员手≤10cfu/m²；②环境内不得检查出金黄色葡萄球菌及其他致病菌性微生物，疑似污染时立即进行相应指标的监测。

（2）通常设备。治疗车、操作台、输液架、天平、体重秤、加温箱（电热毯）、紫外消毒灯、洗手池、挂钟、病床、供氧装置。

（3）治疗物品。碘附消毒液、消毒棉签、手洗消液、腹膜透析液（双链系统）、2个管夹、2个碘附帽、引流液使用小盆、隧道针、腹膜透析日记、洗澡保护袋、口罩。

（四）腹膜溶质转运评价

除了清除溶质之外，腹膜透析还可以清除体内多余的水分，使患者维持良好的液体平衡。研究表明液体负荷过多增加透析患者心血管疾病的发生的概率，腹膜平衡试验呈高转运的CAPD患者病死率明显高于其他患者。

1. 超滤生理。腹膜透析的超滤主要是在腹膜毛细血管中的血液和留置在腹腔中的高渗透析液之间存在着渗透压使水分从渗透压低的一侧向渗透压高的一侧运动。透析液刚灌入腹腔时渗透压梯度最大，因此超滤速度最大，随着腹透液留腹时间的延长，一方面腹腔中的葡萄糖逐渐被转移到血液中，另一方面从血液侧进入腹腔中的水分稀释了透析液，使渗透压梯度不断下降，因而超滤速度逐渐减慢。

（1）增加超滤的方法有。①减少留腹时间；②使用高浓度的透析液；③更换渗透剂，采用大分子量的渗透剂，不被人体吸收，因而能在较长时间内保持较高的渗透压梯度。

（2）当葡萄糖作为渗透剂时，腹膜转运特性也是重要的决定超滤的因素。低转运患者葡萄糖重吸收慢，渗透压梯度保持较久；高转运患者渗透压梯度丧失快，一旦保留时间>2h，超滤量就非常差。最终的引流量还取决于透析液的重吸收，这主要是直接通过淋巴回流，平均每小时120ml。

2. 腹膜超滤功能的测定。

（1）标准腹膜平衡试验（PET）。平衡试验是评价腹膜溶质转运功能的一种检测方法，由Twardowski在1987年首先提出评断标准并沿用至今。分别测定腹透液灌入腹腔0h、2h、4h的肌酐和葡萄糖浓度并与血中的肌酐（D/P）和0h引流液葡萄糖（D/Do）比较。得到0h D/P、2h D/P、4h D/P、2h D/Do、4h D/Do 5个值，大多数值落在的转运特性范围为患者的腹膜转运特性。但由于4h D/P值最为稳定，目前基本上以4h D/P来决定患者的腹膜转运特性。医师根据检查结果，可为患者提供更好的处方。

（2）操作步骤及要点。①操作方法，a. 平衡试验通常是早晨操作。试验前夜，将2.5%腹膜透析液2L灌入腹腔内存腹。嘱咐患者在试验前，不能自行将腹腔内液体引流出来，必须是平衡试验护士进行操作完成。b. 放出隔夜腹膜透析液，嘱患者仰卧。随后，将2.5%腹膜透析液2L灌入腹腔内。每灌入400ml腹膜透析液时，患者的身体向两侧摇摆。c. 腹膜透析液全部灌入开始计算时间，为0min、120min，引流出200ml腹膜透析液，190ml腹膜透析液灌回腹腔内，留取10ml标本，分别检测葡萄糖、尿毒氮和肌酐浓度。d. 120min时留取血标本，分别检测葡萄糖、尿素氮和肌酐浓度。e. 4h试验时间内，患者可以下床走动。f. 4h后，用20min排空腹腔内的腹膜透析液，测定腹透液的引流液量，留取10ml标本。g. 需要注意腹膜透析液标本中如葡萄糖浓度高，可能影响肌酐测定，在检测的时候，必须进行葡萄糖浓度稀释10倍才能得出正确的肌酐值；②注意事项，操作时间、测量液体必须准确，留取标本必须准时。

三、腹膜透析适应证与禁忌证

（一）适应证

腹膜透析适用于急、慢性肾衰竭，水、电解质或酸碱平衡紊乱，药物或毒物中毒等，以及肝功损害的辅助治疗，并能经腹腔给药、补充营养等。

（1）老年人、儿童，不需要体外血液循环，尤其对于有低血压的患者，对低血容量的影响更小。

（2）各种原因引起的慢性肾衰竭，由于肾移植肾源的紧张，血液透析不能耐受的。

（3）急性肺水肿以及某些难治的充血性心力衰竭。

（4）严重的电解质和酸碱紊乱，尤其是高钾血症、高钙血症以及乳酸酸中毒。

（5）血管条件差，反复动静脉造瘘失败。

（6）凝血功能异常有明显出血或潜在出血时，如消化道出血、颅内出血。

（7）肾衰竭患者仍需工作或仍需上学及交通不便偏僻地区的患者。

（8）对于急性药物和毒物中毒，有血液透析的禁忌证和无条件血液透析患者。

（二）禁忌证

1. 绝对禁忌证。

（1）广泛的腹膜粘连、腹膜功能减弱或丧失。

（2）患者视力障碍、精神异常又没有合适的助手。

（3）难以纠正的机械缺陷如无法修补的疝、脐膨出、膈疝等。

（4）各种原因致无合适的部位置入腹膜透析管。

2. 相对禁忌证。

(1) 腹壁感染或腹腔有引流管，容易导致腹膜炎的发生。

(2) CAPD 患者腹膜透析时膈肌抬高，加重呼吸困难，容易导致肺部感染。

(3) 不能耐受获得充分透析所需的透析液量。

(4) 3d 以内的腹部手术患者。

(5) 对于有腹腔内广泛感染的患者，是否可立即进行腹膜透析意见不一。对于急性细菌性腹膜炎的患者，部分人认为应控制感染后再做透析，但另一部分人认为可以立即进行腹膜透析，但对局限性腹膜炎不宜行腹膜透析以免感染扩散。

(6) 文化水平低。因腹膜透析需要掌握无菌操作，对于无菌概念的理解和无菌操作规范的执行需要操作者有一定的文化水平。

(三) 腹膜透析优缺点

1. 优点。

(1) 腹膜透析操作简单，只需要将腹膜液通过腹膜透析管灌入腹腔，留置后放出。患者在家里完成治疗，生活和工作方面自由。

(2) 腹膜透析不需要特殊设备，患者不需要腹膜透析机进行透析，医院投资少，易于普及开展。

(3) 腹膜透析不需要血液体外循环，对血流动力学影响小，利于稳定患者的心血管功能。出现严重高血压及心力衰竭的危险性减少，心脑血管事件发生率降低。

(4) 腹膜透析对尿毒症患者仍有残余肾功能的有保护作用，患者出现少尿及无尿较晚。有残存肾功能就能减少患者透析剂量，保持较好生活质量。

(5) 腹膜透析不需要建立血管通路，血管条件差的患者（如老年、糖尿病、血管条件差的患者等）仍能进行透析。

(6) 腹膜透析不用抗凝血药，不会引起出血并发症。严重创伤及有出血倾向的患者仍适用。

(7) 腹膜透析因不需体外血液循环，患者发生血源性传染病（乙型肝炎、丙型肝炎、艾滋病等）交叉感染的概率低。

(8) 腹膜透析有更好的中分子物质清除率，能更好地改善贫血及神经系统症状。

2. 缺点。

(1) 氨基酸和蛋白质丢失。长期持续腹膜透析患者，每天从腹膜透析液丢失的氨基酸为 1.2～3.4g，丢失的蛋白质为 5～15g，感染时还会成倍增加，容易引起营养不良。

(2) 腹腔或隧道感染。腹膜透析操作不当，诱发腹膜炎。另外，还可能出现腹膜透析导管的皮肤隧道口及隧道感染，后者常必须拔管暂停透析。

(3) 有疝形成、腹壁及外生殖器水肿等并发症发生可能。

第十节 腹膜透析的护理

一、腹膜透析置管的护理

(一) 置管术前护理。

1. 术前宣教。

(1) 使患者了解正常的肾功能。①排除代谢废物；②维持水、电解质及酸碱平衡；③造血功能；④控制血压功能；⑤活化维生素 D_3。

(2) 慢性肾衰竭相关的基本知识。正常的肾功能丧失，超过 90% 就为肾衰竭。慢性肾衰竭是缓慢性、永久性、不可恢复的肾损害。症状有倦怠、厌食、呕吐、面色苍白、水肿、头晕、高血压等。

(3) 让患者了解腹膜透析治疗，需要在腹腔内放入一条柔软的硅胶导管。导管的一端插入腹腔内，另一端留在腹部外面。透析液经由导管灌入腹腔，有3个步骤，引流、灌入、留置。通过腹膜透析降低体内的代谢毒素并排除多余水分，来维持患者的生命。

2. 患者准备。患者生活环境、身体及心理准备工作，包括充分理解治疗的必要性，养成良好卫生习惯，学习无菌操作过程，彻底清洁居室环境。

3. 物品准备。主要包括：腹透管（Tenckhoff）、钛钢接头、短管、蓝夹子、1.5%腹膜透析液（不需要加温）、生理盐水500ml、肝素1支、腹带、隧道针等带入手术室。

（二）插管术操作程序

1. 置管术前准备。手术前要仔细检查腹部，以排除肝、脾、胃、膀胱或卵巢的肿大及排除其他明显的病变（如腹部肿瘤）。排空膀胱，严重便秘而无肠梗阻的患者，应给予灌肠。术前肌内注射毛花苷C（西地兰）、阿托品，一般预防性给予抗生素，多选择局部麻醉。

2. 选择插管部位。患者平卧，在腹直肌旁或腹中线脐下2~3cm。腹直肌旁、接近髂前上棘至脐连线中点（近麦克伯尼点）或麦克伯尼点对侧相应部位。因为这个位置有一些肌肉组织，可供缝合以包绕涤纶套，而且可使出口远离中线，避免患者碰到物体或俯卧睡觉时引起损伤。

3. 置管前腹透管浸泡处理。腹透管应浸泡在无菌盐水中，用拇指挤压，转动两个涤纶套去除其内的空气，以免妨碍成纤维细胞的长入。

4. 置管操作过程。

（1）协助消毒、铺巾，局部麻醉下做3cm的皮肤切口，以此到达前鞘剪开，分离腹直肌纤维，到达腹直肌后鞘。剪开后鞘1~2cm到达腹膜，确定没有误钳肠管后，将腹膜做一小切口，以仅能通过腹透管为度，并在其周围用可吸收缝线做荷包缝合，暂不结扎。

（2）在直视下，用隧道针插入腹透管内，协助将腹透管轻柔插入腹腔内，插入方向为骨盆深处。标准Tenckhoff管末端的位置应正好在腹股沟韧带之下，前腹壁与大网膜及肠管之间。当腹膜管末端到达骨盆深处时，患者会感到会阴部坠胀感和便意，拔出隧道针芯。用50ml注射器，迅速注入腹透液50ml，位置恰当时，患者有便意感，但无疼痛、回抽液体通畅，量不少于50ml。

（3）收紧荷包线，结扎腹膜切口。然后，缝合腹直肌鞘，顺着腹透管的自然走向，与腹壁脂肪下层，用止血钳紧贴腹直肌鞘上，分离出一条长约9cm的鞘呈弧形的隧道，并在其出口处的皮肤，切一个能通过腹透管的小口，从此切口处拉出腹透管，将腹腔外的腹透管上的涤纶套在隧道外口距离皮下2cm处固定，缝合皮肤的切口。

（4）在腹透导管置入后，将腹壁外腹透管末端连接钛钢接头，再连接短管，连接双联双带腹膜透析液，做好术后透析导管护理。

（5）可先向腹腔内灌入腹膜透析液500~1 000ml。放出腹膜透析液，观察有无出血、管路是否通畅，而后封闭短管。

5. 隧道针插管的相关并发症。出血、肠穿孔、膀胱穿孔、透析液渗漏、透析液引流不畅、疼痛、皮肤感染。

6. 术后早期并发症处理。术后早期可有疼痛、透析液渗漏、反射性肠梗阻、出血、脏器损伤、感染等并发症。

（1）护理观察要点。患者回病房后，重点观察腹部插管出口处有无渗血、漏液，保持无菌辅料清洁、干燥，避免手术部位潮湿及污染。观察导管敷料固定是否牢固，防止患者牵拉使管路脱出。

（2）并发症处置。

1）切口出血或血性引流液。原因：①切口出血主要由于手术时结扎血管不严，患者凝血功能差；②血性引流液原因有：切口处出血渗入腹腔，腹腔内小血管出血，部分大网膜切除结扎不紧或在管置入过程中损伤大网膜。护理：①切口出血给予加压包扎、沙袋压迫、冷敷；②密切观察腹膜透析流出液的颜色、量的变化，准确记录，并监测血常规、血压；③用未加温的腹膜透析液反复冲洗腹腔，可使腹腔内血管收缩达到止血目的；④遵医嘱使用止血药；⑤腹膜透析液中停止使用抗凝血药；⑥若以上方法无效,则需打开伤口寻找出血点止血。

2)漏液。原因:腹膜透析管周围漏液,可能与术中缝合结扎不牢,术后患者有增加腹压的动作,开始透析时一次灌入液体过多有关。护理:暂时停止腹膜透析3d,待伤口愈合后再透析。如需继续腹膜透析,改为小剂量间断透析。漏液多者,停止透析,寻找原因,行手术修复或重新置管。

(3)患者指导事项。①嘱咐患者在切口愈合前,不能淋浴或盆浴;②出口处愈合后6周,避免患者举重物、爬梯等用力过度,防止便秘;③如患者出口处或隧道出现异常,如出血、渗液、疼痛、触痛或腹部外伤等情况,应即刻通知医师进行及时处理。

(三)留置导管后护理

(1)保证导管在隧道中固定牢固,防止新导管不慎牵拽出。

(2)插管后,应进行导管的冲洗,用(500~1 000ml)腹膜透析液冲洗,引流1次或2次(如引流液为血性,则要冲洗、引流多次,直到液体清亮)。在培训患者1~2d,再次冲洗导管,以保证其功能良好。

(3)应加强饮食管理,使患者保持排便通畅,尤其在刚插管后,避免导管漂浮,发生引流不畅。

(4)患者在置管术2周(糖尿病患者3周)后方可洗澡,洗澡时注意在导管外出口处,应当使用洗澡保护袋进行保护,保持外出口的干燥。洗澡后应该对外出口处进行消毒护理,保持出口处清洁、干燥。

(5)如果患者有必要进行放射性检查如动脉造影,在检查前,应先进行腹膜透析操作,将腹腔液体引流出体外。

(6)在转血液透析或接受肾移植的过程中,即在停止腹膜透析时期内,也要注意在移植后渗液的处理,并继续按时进行外出口处的护理。在重新开始腹膜透析前,应该每2d冲洗1次导管,保证导管的畅通。

二、腹膜透析导管的护理

(一)腹膜透析治疗的护理指导

在患者接受了腹膜透析治疗方法后,应当及时对患者进行腹膜透析知识培训,指导要点如下。

1. 更换腹透液无菌操作培训要点。

(1)每次更换腹透液必须按照正确操作步骤进行。

(2)戴好口罩,罩住口鼻。

(3)每次操作前必须按"六步洗手法"洗手。

(4)确保使用物品不被污染。

(5)掌握腹膜透析液知识。

(6)增强体质,预防肠道疾病,防止腹泻及便秘。

2. 导管护理的培训要点。

(1)禁止在导管附近使用剪刀等锐器,防止损伤导管。

(2)防止导管扭曲、打折。

(3)禁止向导管插入金属丝等任何物品及抽吸导管,来疏通导管内堵塞物。导管发生阻塞应由医护人员处理。

(4)导管固定非常重要,培训患者如何更好地保护好导管,以防牵拉。

3. 相关知识培训要点。

(1)环境条件。室内清洁、空气清新,门窗关闭,桌面擦拭干净。

(2)家庭需备物品。电子血压表、体温计、体重秤、恒温袋或恒温箱、挂钩或挂架(悬挂腹膜透析液用)、紫外线灯(消毒房间)、闹钟、笔记本和笔;一次性口罩、洗澡保护袋、洗手液、消毒棉签。

(3)治疗用品。双袋腹透液(每个月90~150袋)、碘液微型盖[每个月90~150个(小帽)]、连接短管（3～6个月或遵医嘱更换）、蓝夹子（通常使用2个，应有1～2个备用）、无菌纱布、纸胶布、70%乙醇（擦拭桌面）。

（二）腹膜透析导管出口处的常规护理

1. 置管<6周的短期出口处的常规护理处置。

（1）物品准备。无菌手套、无菌包、无菌纱布、无菌消毒棉签、胶布、无菌生理盐水、含碘消毒液。

（2）操作。①戴口罩、六步洗手、打开无菌包、取下旧纱布敷料，动作轻柔；②戴无菌手套，以生理盐水棉签自腹透管出口处向外环形擦拭至清洁；③以生理盐水棉签自出口处腹透管向外擦拭至清洁，擦拭管下面时应重新更换棉签；④用碘附棉签消毒出口处，以②～③同样手法消毒出口处皮肤和腹透管；⑤以无菌纱布覆盖出口处局部，并将腹透管固定牢靠。

（3）要点。①每天进行1次出口处护理处置，严格无菌操作避免感染。及时发现异常变化，减少患者的感染机会；②因组织未长好，操作应动作轻柔避免牵拉，防止将管路牵拽出；③注意腹膜透析导管的固定方法，固定时应避免导管的扭曲、打折；④防止造成出口处的受伤及污染；⑤在无菌纱布覆盖的情况下，避免直接在导管上粘贴胶布，最好使用腰袋保护导管。

2. 置管>6周的长期导管出口处的护理处置。

（1）操作准备。①环境准备，清洁、安静、舒适、安全；②护士准备，着装整洁，修剪指甲，洗净双手，戴口罩、帽子；③患者准备，选择适当体位；④用物准备，治疗车上层放置无菌纱布或者一次性无菌敷料，无菌镊，消毒棉签，生理盐水，碘附，无菌手套，胶布，根据伤口情况配备过氧化氢溶液、局部抗生素等，并备治疗牌。

（2）导管出口处护理检查。小心拆除纱布，勿牵拉导管，按压出口处及隧道，注意是否有渗液或疼痛。正常的导管出口处及隧道，应该是上皮组织良好完整的，干燥略带粉红，无红、肿、热、痛，及无异常渗出液或脓血，按压隧道部位应无任何疼痛感。如有红肿或分泌物流出，应观察分泌物性状、做细菌培养，并记录。

（3）腹膜透析长期导管出口处换药操作。①戴无菌手套；②用棉签蘸碘附从导管出口处以内向外环状进行消毒出口处附近的皮肤；③腹透管出口处情况处理。a. 愈合良好的出口处，用生理盐水清洗出口处。b. 出口处有结痂，有结痂产生时，不可用力去除，用生理盐水软化出口处结痂后，再用生理盐水清洗出口。c. 出口处有肉芽组织生长，生理盐水清洗出口处然后用硝酸银烧灼肉芽组织，最后再用生理盐水再次清洗出口处。d. 出口处有脓性分泌物流出：生理盐水清洗出口处，做出口处的分泌物培养，然后用过氧化氢清洗出口处，再用生理盐水冲洗出口处；④使用9cm×10cm无菌纱布覆盖或者用一次性的无菌纱布覆盖，再适当地进行固定导管；⑤不可任意使用非医生指定的油剂，粉剂等涂抹在导管出口处，以防感染。

（4）导管出口护理的基本原则。①在进行导管出口处护理前必须洗手；②在操作前把导管固定妥当；③不可扭转、拉扯或压迫导管；④不可在导管附近使用剪刀；⑤按照标准方法进行导管出口处护理；⑥每天淋浴后或流汗多时，需要进行换药护理。

第十一节　腹膜透析治疗操作流程

一、常规腹膜透析换液操作程序

（一）操作准备

1. 操作前室内环境评估。关闭门窗、停止风扇，患者不能坐在空调出口处，避免尘土飞扬；室内不准许堆积杂物，各种操作物品要保持清洁，光线充足，空气清新。

2. 清洁操作台。喷洒少量的乙醇在操作台上或用清洁干净的擦布，将操作台由内向外擦拭干净。

3. 备齐透析操作所需物品。将5%腹膜透析液双联系统加温到37℃，备2个蓝夹子、2个碘附帽。无菌纱布、胶布。

（二）操作步骤

1. 准备。洗手（六步洗手法）、戴口罩。

（1）撕开透析液外包装，取出双联、双袋系统。

（2）检查接口、拉环、管路、出口塞和透析液袋是否完好，无破损。

（3）检查管路有无液体、腹透液袋中的液体是否清亮，有无漂浮物，浓度及容量是否正确，腹透液是否在有效期内，挤压腹透液袋检查有无漏液。

（4）取出患者身上的短管，确保短管处于关闭状态。

（5）如需添加药物，按医生处方，将药物从加药口加入透析液内。

2. 连接。

（1）拉开接口的拉环。

（2）取下短管上的碘附帽，短管接口朝下。

（3）迅速将双联双袋系统接口与短管接口相连接，旋拧双联双袋系统管路与短管连接密合。

3. 引流。

（1）用蓝夹子夹住管路。

（2）将透析液袋上的绿色出口塞折断。

（3）将透析液袋，悬挂在输液架上。

（4）将引流袋（空袋）放在低位小盆内，光面朝上。

（5）将短管白色开关旋转开一半，当感到有阻力时停止，开始引流同时，观察引流液性状是否浑浊。

（6）引流完毕后关闭短管。

4. 冲洗。

（1）取掉入液管路上的蓝夹子。

（2）观察透析液流入引流袋慢数到5s，再用蓝夹子夹住引流管路。

5. 灌注。

（1）打开短管旋转钮开关，开始灌注。

（2）再用一个蓝夹子夹住入液管路。

6. 分离。

（1）撕开碘附帽的外包装。

（2）检查帽盖内海绵是否浸润碘附液。

（3）将短管与双联双袋系统分离，将短管朝下旋拧碘附帽盖至完全密合。

（4）称量透出液并且做好记录。

（5）整理用物。

二、腹膜透析液双联系统换液操作程序

（一）护理评估

（1）评估患者的超滤量（包括尿量），遵医嘱选择渗透压适当的腹膜透析液。

（2）评估患者对冷、热的耐受性，选择温度适当的腹膜透析液。

（3）评估患者的耐受性，选择适当的体位及悬挂腹膜透析液的高度和废液袋的位置。

（4）评估患者透出液的颜色、清亮度及有无絮状物。

（5）评估腹膜透析管道情况及导管出口处情况。

(6) 评估患者对腹膜透析的理解和合作程度。

（二）操作准备

1. 用物准备。治疗车、温度适宜的双联透析液、碘附帽、蓝夹子2个、治疗牌、速干手消毒液、输液架、放置废液袋面盘（器具）、盘秤。

2. 环境准备。环境清洁、光线充足，适宜的操作空间。

（三）操作步骤

（1）携用物至患者床旁，核对患者及腹膜透析液。

（2）解释清楚透析目的，消除顾虑，取得合作。

（3）协助患者取适当的体位，评估患者，手消毒。

（4）撕开透析液外袋，挤压液袋，对光检查，注意接口拉环、管路、出口塞和透析液袋是否完好无损，无误后挂于床旁挂钩上（选择适宜高度）。

（5）取出患者身上的短管，检查并确保短管处于关闭状态，拉开腹膜透析液接口拉环，取下短管上的碘附帽，迅速将双联系统与短管相连。严格无菌操作，防止发生医源性感染，连接时应将短管朝下，旋拧管路与短管完全密合；连接过程中嘱患者保持不动。

（6）用蓝夹子夹住入液管路，将空液袋置于低位面盆里，打开短管旋钮开关，开始引流，引流完毕后，关闭短管。双手分别握住出口塞的两端，将其绿色栓子向前弯曲，直至折断，再对折2~3次，直至栓子完全分离为止，根据患者情况选择适当高度、引流速度，选择适当低位，观察引流液的情况。

（7）将透析液袋口的绿色出口塞折断，取下入液管路的夹子，观察引流液流入引流袋，排尽管路中空气，5s后，用夹子夹闭出液管路。注意排尽入液管路里的空气，并冲洗管路。

（8）打开短管旋钮开关，开始灌入腹腔，灌注结束后，关闭短管，再用另一夹子夹住入液管路。密切观察入液速度、是否通畅，患者的耐受情况，有无疼痛。

（9）撕开碘附帽的外包装，将短管与双联系统分离，将短管朝下，旋拧碘附帽盖至完全密合。严格无菌操作，注意检查碘附帽外包装是否密合。

（10）收拾用物，整理床单位，对患者进行健康指导。

（11）称量透出液并做好记录，如有异常及时通知医生。

（12）排放废液，弃置液袋。

（四）注意事项

（1）观察腹膜透析导管及导管口周围情况，保持腹膜透析管通畅。

（2）短管、双联系统、碘附帽分离和连接时必须严格无菌操作，碘附帽保证一次性使用。

（3）透析液灌入过程中注意观察患者有无不适，仔细观察腹膜透析液引流、灌入是否通畅，引流液的颜色、性质、引流量是否正常，并认真记录超滤量及尿量。

（4）做好腹膜透析相关健康教育。

（5）透析期间密切观察患者的血压、体重及患者肢体有无水肿。

（五）健康指导

（1）让患者了解腹膜透析的原理及目的。

（2）教会患者腹膜透析的基本方法、无菌观念和注意事项。

（3）指导患者用手感受加温后腹膜透析液袋的温度，选择适合自己的温度，减少不适。

（4）指导患者自行调整腹膜透析液袋的高低，减少疼痛。

（5）指导患者观察引流液的速度及是否通畅，如有梗阻，可适当更换体位。

（6）指导患者观察入液速度以及是否通畅，如有梗阻，可适当加压灌入。

（7）指导患者加强对隧道口的保护，预防感染。

三、腹膜透析外接短管更换操作程序

腹膜透析短管长度为 10~15cm。是连接钛钢接头末端的一根导管。加长了体外的导管，并使患者易于操控。短管需要定期更换，以免过度使用导致的物理损伤。短管通常每 6 个月更换 1 次，避免感染。

（一）护理评估

（1）了解患者病情，遵医嘱更换短管。
（2）评估患者选择适当的体位。
（3）评估患者导管出口和隧道口的情况。
（4）评估患者对更换短管的理解和合作程度。

（二）操作准备

1. 操作前物品准备。腹膜透析外接短管 1 根，蓝夹子 2 个，碘附帽 1 个。无菌手套、1 瓶 50ml 碘附液、口罩。无菌纱布，无菌镊子（备用）2 把，无菌药碗/弯盘 2 个，无菌治疗巾 1 块，血管钳（钳端有保护套）1 套。

2. 环境与人员操作前准备。保持环境清洁干燥，避免风扇直吹或穿堂风，以防粉尘；参加操作人员和患者严格遵照六步洗手法；操作人员和患者务必戴口罩，以防感染。

（三）操作步骤

（1）携用物至患者床旁，核对患者。
（2）解释清楚更换短管目的，消除顾虑，取得合作。
（3）协助患者选择适当的体位。
（4）戴口罩。
（5）铺无菌治疗巾，挤压短管外包装，查有无破裂、有无过期，去掉短管外包装袋，放在无菌治疗巾上，勿跨越无菌区，严格无菌操作。
（6）使用蓝夹子夹闭腹膜透析管体外短管部分（或用带套止血钳），并注意检查接口、管路，是否完好无损，保持密闭。
（7）分离钛接头和旧短管，打开碘附液瓶盖，轻轻提起管子将钛钢接头浸泡在碘附液中 5~10min。严格无菌操作，避免牵拉。
（8）戴无菌手套，取出新短管，关上新短管开关，注意严格无菌操作。
（9）取出钛钢接头，将钛钢接头旋开向下，请患者帮忙固定腹膜透析管，用无菌干纱布擦净钛钢接头处，取出短管与钛钢接头进行连接，并确定拧紧。
（10）去除腹膜透析管上的血管钳或蓝夹子，打开短管开关，放出透析液；如需换液操作，则按照常规进行；如无须换液，则关上短管开关，盖好碘附帽。严格无菌操作，防止感染。
（11）整理用物。

（四）注意事项

（1）尽可能在换液前更换短管，换管前保证腹腔内有腹膜透析液。
（2）换管结束后，可进行一次常规出口处护理。
（3）建议在换管后进行一次换液操作培训。

（五）护理指导

（1）首先让患者了解更换短管的作用。
（2）教会患者在更换过程中的协助的基本方法和无菌观念。
（3）指导患者对短管的保护，以防感染。

第六章

美容整形护理

第一节 组织代用品在整形美容外科中的应用及护理

整形外科治疗中的组织缺损和畸形,离不开组织移植进行形态修复和功能重建。组织移植物包括:
1. 自体组织移植物。黏膜、真皮、脂肪、筋膜、肌肉、肌腱、神经、血管、软骨等。
2. 异体和异种移植物。目前无法解决免疫排斥反应,应用受限。
3. 组织代用品(Organization Substitutes)。指天然和人工合成的医用材料,又称生物医学材料或生物材料,是一种用于修复人体组织的代用品。

一、组织代用品分类

（一）按化学结构分类

1. 金属类。不锈钢、钴、钛等。
2. 聚合物类。硅酮（是最常用的组织代用品）、聚氨酯聚乙烯、聚乙烯对苯二酸盐、聚四氟乙烯等高分子聚合物。
3. 生物陶瓷类。羟基磷灰石、磷酸三钙玻璃、氧化物、碳纤维。

（二）按材料来源分类

1. 天然材料。羊肠线、牛心包等。
2. 合成材料。高分子类化合物、陶瓷材料、金属等。

二、组织代用品应具备的条件

1. 良好的物理性能。强度、弹性、耐疲劳性、体积稳定性、界面稳定性等。
2. 良好的化学性能。高纯度、结构稳定、耐老化、不易分解等。
3. 良好的生物生理性能。无毒、无热源性、不致癌、不致畸、不引起炎症,组织相容性好等。
4. 其他。易加工、消毒,生产简便,价格适中等。

三、组织代用品优缺点

优点：无须选择自体组织做供区,不受取材限制,患者少受痛苦,缩短手术时间,整形简单,术后外观接近正常。

缺点：组织代用品不能生长,无生理功能,个别患者植入体内后可能出现不同程度的排异反应等。

四、适应证

（1）自体组织供量不足。

(2) 自体组织移植后明显影响供区功能及外形或不能取得良好效果。
(3) 患者不能耐受或拒绝接受自体组织移植。
(4) 软硬组织凹陷，如半侧颜面萎缩的矫正等。
(5) 器官再造的支架，如鼻再造支架等。
(6) 重建关节及断裂管道等。
(7) 改善体形，如隆乳、隆鼻等。
(8) 其他，如组织扩张器的应用等。

五、禁忌证

(1) 发育期的儿童慎用。
(2) 某些重要的功能部位慎用，如视神经周围等。
(3) 各种因素导致局部条件不良应慎用，如瘢痕过多、放射治疗后血供过差、潜在或活动感染等。
(4) 某些全身性因素应慎用，如过敏体质、贫血、低蛋白血症、糖尿病以及免疫缺陷等。
(5) 患者对组织代用品持怀疑态度时，应慎用。

六、注意事项

(1) 充分了解代用品的性能。
(2) 手术切口尽量远离植入物。
(3) 植入物应尽量深埋，植入腔隙与植入物大小相当，适当塑形，无锐利棱角。
(4) 避免杂物如粉尘、棉絮及残留消毒剂带入腔隙内。
(5) 无张力下分层闭合伤口。
(6) 放置引流者，引流出口应尽量远离植入物。
(7) 术后如出现积液，可抽吸后加压包扎。

七、组织代用品应用现状

1. 硅橡胶。液体硅橡胶注射，曾被用来隆鼻、隆胸或用作半侧颜面萎缩及其他凹陷畸形的充填修复整形，因固化不全的硅橡胶向周围组织渗透扩散，引起不同程度的炎症反应、肉芽肿、组织坏死等并发症，目前已不使用。弹性固体硅橡胶，可作为隆鼻、隆颏、隆额术，或软硬组织凹陷畸形等的充填假体；海绵状硅橡胶则可作为乳房假体以矫治小乳畸形、乳腺癌术后缺损修复。

2. 聚四氟乙烯。在整形外科、神经外科、颌面外科采用海绵状、片状或块状聚四氟乙烯充填骨组织缺损或面部软组织凹陷。

3. 纯钛及钛合金。在整形外科领域的应用主要是人工骨、人工关节、种植体及骨固定用夹板、螺钉等。

八、术后护理

应根据所移植部位及要求，参阅有关章节。

第二节 皮肤软组织扩张术的护理

一、概述

皮肤软组织扩张术是将邻近的正常皮肤软组织通过人为的手段使之在一定时间内逐渐增大，然后以这些扩大了的"额外"皮肤组织进行修复缺损的组织和器官的再造。这一技术几乎适应于所有正常皮肤软组织缺损的患者。其治疗过程大致分为三个阶段：两期手术和一定时间的系列扩张期。首先在预定的正常皮肤区域内埋植一个组织扩张器，待伤口愈合完全后，开始进行为期2~3个月的系列注入扩张。一旦完成预期的扩张大小后，再将这些扩张的"多余"皮肤软组织合理地转移到组织缺损区或器官再造区，以完成这些皮肤软组织缺损的修复和器官的再造。整个治疗过程一般需要3~4个月。

皮肤软组织可以延伸扩张这种自然现象一直伴随着我们，随着腹内胎儿的生长，妊娠妇女腹部皮肤和其深部软组织也逐渐扩大，就是最好的例证。几十年来骨科医师不断尝试利用组织可延伸的原理延长骨的长度，整形外科医师们不自觉地应用皮肤软组织可以扩张的原理也有数十年的历史，体表小面积的病变（如黑痣、瘢痕等）采用分次切除缝合的方法治疗，关节挛缩采用持续牵引可以使关节逐渐伸直。

因各种因素造成的皮肤软组织缺损，传统的手术方式往往是皮肤移植或各种皮瓣的修复治疗。这样的治疗手段，由于采取身体其他部位的皮肤来达到修复要求的，因此，治疗效果不仅外观与原皮肤组织差距很大，而且还会遗留下身体供区的继发性缺损或瘢痕。实际上是一种"拆东墙，补西墙"的治疗方法。皮肤软组织扩张术可以改变这种治疗状况。这是目前治疗皮肤组织缺损的先进技术。这一技术不仅可以提供与缺损区域皮肤软组织色泽、质地、功能近似的充裕的皮肤软组织，供组织缺损的修复和再造所用，而且又克服了传统方法遗留供区继发性缺损的弊端，是整形外科的一大技术革命。临床上常常应用这一技术治疗因烧伤、烫伤、感染和各种创伤等造成的全身体表皮肤软组织缺损和器官再造。不仅可以达到功能上的复原治疗目的，而且也可以取得美容性康复，是目前理想的治疗皮肤组织缺损的整形外科手术。

例如大面积深度烧伤患者，创面愈合后，头、面、颈以及身上留下很多又硬又厚的增生性瘢痕，不仅外形丑陋，而且生活不便，有时还有痛痒不适的症状，患者与家属均十分苦恼。过去的治疗方法主要有植皮或皮瓣转移修复，这两种基本方法，均需要从患者自身上切取皮片或皮瓣，因此必然带来新的创伤或留下新的瘢痕，况且大面积烧伤患者存留的好皮肤已经是少得可怜了，不够用，徒手切皮刀或取皮鼓切取中厚皮片非常容易出现新的瘢痕，取全厚皮，供区则更不够用。若采用皮肤扩张术则可使少量皮源得到充分合理的使用，扩张后产生的"额外"皮肤就可以替代旧的瘢痕。

二、皮肤软组织扩张术的术前护理

下面以利用扩张术修复头面部瘢痕为例了解皮肤软组织扩张术手术前护理。皮肤软组织扩张手术需分两期进行，Ⅰ期为扩张器的埋入，Ⅱ期手术为扩张器的取出、扩张后皮瓣的转移和病变部位的修复。Ⅰ、Ⅱ期手术期间患者在院外时间长，相对并发症发生多，为减少并发症的发生，护理显得十分重要。

1. 术前心理护理。面颈部瘢痕比较暴露，易造成心理上的负担，产生悲观心理，甚至产生轻生念头，有的产生恐惧、疑虑等。他们迫切希望手术，恢复原有的外貌，对施术医师及术后效果尤为关注，且对医护人员存有依赖性。因此，针对不同患者应采取不同的方法进行必要解释，使其了解手术医师的高超医术、手术方法、术后恢复效果、注意事项及出现的问题等，使其产生信任感，积极配合治疗。

2. 扩张器手术前常规护理。术前一日清洗头面部，术前宣教，并注意防止上呼吸道感染等，以免影响手术效果。术前晚确保睡眠，保证有充足的耐力和体力接受手术，如失眠可根据医嘱适当服用地西泮。注意全身麻醉手术要求术前8h禁食，4h禁水。排空膀胱。

三、皮肤软组织扩张术的术后护理

1. Ⅰ期手术后。

（1）一般护理。保持室内清洁、安静。因手术多为全身麻醉，床旁应配置吸痰器、心电监护仪等，并确保性能良好。要及时吸出呼吸道内分泌物，保持呼吸道通畅及低流量氧气吸入。

（2）体位。未醒前头偏向一侧，去枕平卧6~8h；清醒后患者应保持安静，平卧3~5d，严格控制头颈部活动，少说话、少咀嚼，防止出血及血肿形成。

（3）饮食。由于体力消化过大，要注意加强营养，多进食一些高营养、高蛋白、高热量、高维生素类食品，全流食3~5d，每日口腔护理3次。

(4) 负压引流管的观察及护理。面颈部血管丰富，术后易出血，手术中放置引流管连接于密封的负压引流器，防止血肿形成；观察负压引流器是否通畅（引流器必须保持负压），随时检查引流管有无脱出、漏气、阻塞等；观察引流液的性质、颜色及剂量（瓶内引流量一般为50ml左右），3d后无特殊情况拔出引流物，若引流量每小时大于100ml，提示有出血可能，应密切观察，及时处理。

(5) 注意体温、血常规变化，预防感染。

(6) 谨防包扎过紧，引起注射部位皮肤的损伤。

2. 扩张囊内注水的护理。

(1) 扩张Ⅰ期术后7~10d切口愈合拆线后，间隔3~7d注水一次。首次注水剂量一般为扩张器容量的10%~15%。

(2) 用手扪及注射阀门顶盖穿刺部位，常规碘伏消毒穿刺部位及操作者左手示指、拇指，注射用20ml注射器抽吸0.9%氯化钠注射液20ml，选4号半头皮针垂直阀门进针至金属片时回抽，缓缓推注。

(3) 推注时注意阻力大小及局部皮肤血运情况，如发现局部皮肤张力较大，苍白，无充血反应，注射停止数分钟后仍不恢复时，一定要适当回抽减压。

(4) 埋植2个以上扩张器时，要注意患者有无血压下降或呼吸压迫等，每次注水不宜太多，或采取单侧交替注射。如出现血压有压迫症状，立即从扩张器内抽取部分液体减压，观察30min，以防发生意外，注射后轻压针眼1min防外渗。

(5) 注意勿穿过紧衣物，以免摩擦引起扩张皮瓣的损伤。

(6) 避免挤压水囊，防止破裂，造成手术失败；同时注意个人卫生，预防感染。

(7) 注水完成后，根据扩张皮瓣的多少，一般院外需2~6个月。期间应定期随访，一旦发生皮瓣发红或扩张器突然变软，应随时来院检查。

3. Ⅱ期手术后的护理。

(1) 密切观察皮瓣的颜色、血运、肿胀程度。术后面部会有轻度肿胀，3d后自行消退，若肿胀加重，应报告医师，及时处理。

(2) 术中放置引流管防止出血及血肿形成，密切观察引流器是否通畅、负压大小、引流物颜色等。术后限制患者活动，以防过度牵拉造成创口裂开，皮瓣坏死。

(3) 患者已做2次手术，为使伤口早日愈合，提高抵抗力，应加强营养，采用高营养、高蛋白、维生素丰富的饮食。

四、皮肤软组织扩张术注水期间的健康教育

皮肤软组织扩张器目前已广泛应用于临床，是大面积瘢痕和组织缺损修复的重要方法。但由于扩张器注水期比较长，而大部分患者的注水是在出院后完成的，加之患者对扩张器的护理缺乏了解，在注水期间有时会出现各种与患者保护和处理不当相关的并发症，严重时会影响到整个扩张的过程。为了减少类似情况的发生，患者在注水期间应当注意：

1. 要注意保护术区。包括扩张器和注水壶所在的区域。

(1) 绝对避免暴力、锐器等直接作用于扩张皮瓣表面。直接的暴力可能会导致扩张器破裂、渗漏以及扩张皮瓣感染、坏死，甚至导致扩张的失败，所以要绝对避免。儿童往往对扩张治疗不配合，有时可能会有意无意地触摸、抓挠扩张器表面的皮瓣，家长应注意看护，说服儿童配合治疗，必要时应对其较危险的行为进行管制。

(2) 紧贴扩张皮瓣表面的衣物应宽松、柔软，以纯棉织物为宜。领口常常会摩擦颈部扩张皮瓣，导致皮瓣的红肿、干燥，最好剪去领口处能够摩擦扩张皮瓣的部分。

(3) 尽量不要使用化妆品。市场上销售的化妆品成分复杂，有影响扩张皮瓣的潜在可能，不宜使用。冬季较干燥时可以在扩张皮瓣表面涂凡士林、甘油或婴儿护肤用品。

(4) 注意不要烫伤、晒伤皮瓣，防止蚊虫叮咬。

2. 加强营养。

（1）术后的恢复需要足量的蛋白质和热量。部分患者术后短期内食欲较差，应当克服困难，保证足量的蛋白质摄入，并注意膳食的均衡。

（2）注意饮食卫生，预防食物中毒。

（3）不宜吃辣椒。

3. 注意清洁卫生。

（1）居住的环境应尽量整洁，衣物经常换洗。

（2）有条件尽量多沐浴，但不应用力搓洗扩张皮瓣表面。头皮下扩张器置入的患者洗头时应避免用力抓挠，不宜使用尖锐的梳子，不要使用刺激性强的洗发和沐浴液。

4. 不宜进行剧烈运动。任何剧烈运动都有可能导致扩张皮瓣的损伤，应严格限制。

5. 特殊情况。

（1）注水壶外置的患者应定期换药，保持注水壶周围的干燥和清洁，发现红肿和渗出时应及时告知医师。

（2）儿童患者需家长的细心照顾。

（3）感染和扩张器外漏等情况的处理应严格遵医嘱执行。

6. 有问题及时联系管床医师。发现局部的红肿热痛、皮瓣颜色和厚度的改变、有液体渗出或注水壶、扩张器外漏等情况时，应尽快联系医师。

第三节　头皮撕脱伤再植手术的护理

一、概述

头皮撕脱伤多因发辫受机械力牵扯，使大块头皮自帽状腱膜下层或连同颅骨骨膜被撕脱所致。它可导致失血性或疼痛性休克。治疗上应在压迫止血、防治休克、清创、抗感染的前提下，行中厚皮片植皮术，对骨膜已撕脱者，需在颅骨外板上多处钻孔至板障，然后植皮。条件允许时，应采用显微外科技术行小血管吻合、头皮原位缝合，如获成活，可望头发生长。

二、护理

（一）早期治疗的护理

1. 术前护理。

（1）协助医师用灭菌的敷料加压包扎头部伤口止血，待进行全身检查。建立静脉通路，遵医嘱给予镇痛药，必要时输血。

（2）做好患者的心理护理，稳定患者情绪，树立治疗的信心，配合医护工作。

（3）若患者休克，抗休克治疗。

（4）全身检查时，做神经系统、颅内情况检查，必要时拍颅骨X线片，排除颅脑外病变。

（5）有肢体骨折时，应做适当的固定制动。

（6）常规注射破伤风抗毒素（TAT），遵医嘱抗感染治疗。

（7）如未伴随其他部位的损伤，无休克，患者病情稳定，立即行头皮撕脱伤的急诊手术。

2. 术后护理。根据病情及手术方法作好相应的护理。

（1）重点观察患者血压、脉搏和颅内压的变化。如血压波动不稳定，查看是否有伤口渗血、血肿、血容量不足等情况，通知并协助医师采取相应的处理。

（2）保持敷料整洁干燥。如发现渗血、渗液浸透外层辅料，立即用灭菌棉垫覆盖包扎。

（3）做好患者的心理护理。如撕脱伤头皮未能回植或回植不成功，将留下永久性秃发，或还要进行下一步手术治疗。对患者心理造成严重创伤，护士应针对性地进行解释和疏导，使患者面对现实。

（4）保持敷料包扎固定位置正确。无论是头皮回植、皮片或皮瓣移植，术后伤口敷料均应加压包扎固定，不移动、不松脱。对枕部有组织移植者，采取卧位或侧卧位，枕部垫棉卷，减少受压。

（5）有供皮区者应做好供皮区的护理。

（6）头皮撕脱伤伴有眼睑损伤同期修复者，睡前用灭菌油纱覆盖角膜。

（7）术后7~10d根据组织成活情况间断拆线，继续包扎固定2周。

（8）形成秃发畸形者，可以采取进一步手术治疗或佩带假发。

（二）晚期治疗的护理

头皮撕脱伤的早期如未能得到正规妥善处理，或正规的头皮回植、皮片及皮瓣移植均失败，都会迁延成晚期问题，应针对不同情况采取相应的治疗护理措施。其护理如下。

1. 形成肉芽创面长期不愈。如伴发严重感染还可以引致颅骨骨髓炎、颅骨坏死，甚至颅内感染。患者有发热、食欲差以及慢性消耗等全身症状，应：①遵医嘱使用抗生素，控制全身感染；②进高热量、高蛋白、易消化饮食；③局部创面细菌培养及药敏试验，清除坏死及移植未成活组织，处理不健康肉芽，培养新鲜肉芽创面，可采取湿敷料或敏感抗生素湿敷，以控制创面感染，争取尽早做表皮移植，消灭创面。

2. 创面表皮愈合不稳定。由于戴帽、枕头及假发的摩擦，易发生反复破溃，此起彼伏，甚至形成慢性溃疡，还需采取换药措施控制感染，然后全部切除不稳定的瘢痕及溃疡，做中厚皮片移植修复。

3. 创面完全愈合后。若遗留外耳部分或全部缺损、眉缺损、瘢痕挛缩眼睑外翻等畸形时，应针对存在的问题进行相应的整形治疗。

对于部分头皮撕脱，局限于额顶部或一侧颞部所形成秃发者，可采用枕部带发头皮瓣或有发部位用头皮扩张术方法转移修复。

第四节 先天性斜颈矫正手术的护理

一、概述

先天性斜颈系指出生后即发现颈部向一侧倾斜的畸形。其中因肌肉病变所致者称为肌源性斜颈，因骨骼发育畸形所致者称为骨源性斜颈。先天性斜颈的真正原因至今仍不明了。临床表现为颈部肿块、斜颈、面部不对称和其他并发症等。对畸形已经形成，保守治疗无效者，应尽早手术矫正。根据病情采取相应术式：①胸锁乳突肌切断术；②胸锁乳突肌全切术；③部分胸锁乳突肌切除术；④胸锁乳突肌延长术。

二、术前护理

1. 心理护理。患儿由于肢体运动障碍，社会活动受到限制，在2岁时可出现情绪障碍、行为异常、认知损害等，这就需给予较正常儿童更多的关爱，使其感到安全、满足。应与家长建立良好的医患关系，相互信任和尊重，才能更好地沟通，使家长适应客观事实，克服心理障碍，勇敢地承担起父母的责任和义务，积极配合治疗，从而提高患儿的生活质量。

2. 术前常规准备。

（1）为使患儿尽快适应术后不良姿势的矫正及减轻胸锁乳突肌硬块，让患儿每天将头向对侧倾斜，左右转头100~200次，分次进行，使其倾斜及旋转的角度尽量达到相反方向。

（2）教会家长手法辅助患儿矫正，作牵引伸患侧胸锁乳突肌动作，动作要轻柔，并对患侧肌肉加以按摩及热敷。

（3）完善术前各种检查，包括颈椎正侧位X线片和双侧胸锁乳突肌彩色B超，排除手术禁忌证。

（4）预定合适颈托。

三、术后护理

（1）应注意观察面肌活动、眼裂、鼻口位置是否正常，颈是否后仰是否有提肩活动。了解术中是否有面神经和副神经的损伤。

（2）石膏护理。斜颈畸形明显者，在术后均需以头－颈－胸石膏矫正以维持患儿体位。一般使其固定在能使胸锁乳突肌拉长的状态，使头颈尽力向患侧旋转并向后仰。石膏制动4~6周后拆除。术后带有石膏固定者，应注意固定是否确切，石膏下伤口有无渗血，石膏固定是否过紧，压迫血管或阻碍呼吸，如有异常应进行相应的处理。

（3）饮食情况。斜颈患儿对头颈畸形已经习惯，手术后颈向健侧的方向固定，患儿由于不适应这样的体位，常会出现恶心、呕吐，影响营养物质的摄入。家长要注意多关心患儿，耐心哄劝，鼓励患儿多吃食物，以保证营养的需求。

（4）功能锻炼。术后1周后可以下床活动。约6周后外固定可以解除，应该加强患儿头颈部的功能锻炼。具体做法：面部转向患侧，头向健侧肩部靠近，每日可反复进行多次。这样的练习是为了巩固疗效，所以家长切不可轻视功能锻炼。加强头颈部功能锻炼的护理，长期使头颈部保持在过往矫正位，易使患侧的胸锁乳突肌断端与周围软组织粘连，缺乏弹性。因此拆线后，应该配合医师做头颈部功能锻炼。方法为拆线后指导患儿下颌向患侧，枕向健侧旋转，使胸锁乳突肌在运动中得到松解而富有弹性，锻炼范围要由小到大，循序渐进。

（5）视力锻炼。大龄患儿可有复视，术后要进行视力锻炼。方法为将一物体放在距离患儿1.5m处，让患儿集中注视一定的时间，每天训练在3h左右。

（6）颌枕带牵引的护理。患儿清醒，病情平稳后行颌枕带牵引。牵引重量为3~4kg，向健侧偏斜20°~30°，牵引方向应与床面呈向上20°，预防枕部压伤。患儿睡眠时要防止压迫颈部造成缺氧或窒息。牵引至拆线时间为1~2周。

四、出院指导

（1）向患儿家属讲解康复训练的重要性，使其掌握要领，出院后坚持康复训练，时间不少于半年。

（2）应用颈托固定头在中立位3~6个月，大龄儿童固定2年左右。

（3）要求患儿按时复诊，分别于出院后3个月、6个月、1年来院复诊。

第五节　颈前部烧伤瘢痕挛缩与颏胸粘连松解手术的护理

一、概述

颏胸粘连是严重的颈部瘢痕挛缩畸形。是由于颈部深度烧伤的创面瘢痕挛缩造成，挛缩十分严重，多位于颈前区，不仅累及皮肤并且可使颈阔肌也发生挛缩。挛缩畸形波及唇、颏、胸部，表现为下颌和胸壁间的瘢痕粘连，颈部活动受限，颈部外形完全消失，呈强迫低头姿态，语言咀嚼受阻，下唇极度外翻，口涎垂流，下睑外翻等，重者导致呼吸及吞咽困难，患者难以平卧。因功能障碍及影响外貌严重地影响着患者的身心健康，烧伤发生在青春发育期以前，如不及时整复，长期挛缩可影响下颌骨的发育，造成下颌骨前突、开牙合等畸形。

治疗采用瘢痕切除和皮片游离植皮或皮瓣转移、供瓣区再植皮等方法。手术成功的关键在于：彻底切除瘢痕组织；创面彻底止血；植皮片不宜过薄，皮片常在术后2~3周开始收缩，影响手术效果；术后的良好固定及制动；术后早期应用抗皮片收缩的"支架"或夹板及加强功能活动。目前由于皮肤软组织扩张器扩张后的皮瓣血运好，抗感染力强，容易成活，皮瓣不臃肿，无继发挛缩。供瓣区能直接缝合，不增加新的瘢痕，修复后的创面外形好，感觉正常，既恢复了功能，又整复了容貌，正被广泛应用。手术分两期进行，I期埋植扩张器，埋植后间隔注入0.9%氯化钠注射液完成扩张；II期手术切除颈部瘢痕，松解粘连，修复缺损区。麻醉选择全身麻醉插管，如插管困难，可在局部麻醉下切开颈前瘢痕后再行插管。

手术后介入康复护理是提高疗效，降低致残率的主要措施，护理对手术成败和预防术后并发症起着至关重要的作用。

二、术前护理

（1）心理护理。由于烧伤患者均系意外伤，在毫无思想准备的情况下，突如其来的外伤对他们的打击很大，患者情绪极不稳定。面颈部为人体重要暴露部位，一旦瘢痕形成后使患者外观毁损、功能受限，患者因瘢痕增生与挛缩产生的毁容而自卑、性格孤僻；对整形手术期望值高；对手术效果充满焦虑；担心手术的失败而恐惧不安。针对这些情绪障碍应做到以下几点。

1）入院后应深入病房与患者交谈，充分了解患者的受伤原因、时间及心理状态，根据患者的年龄、职业、知识层次的不同，针对性地做好知识宣传及心理干预，减轻患者术前不安心理，帮助患者增强心理应对能力，使其进入积极的术前心理状态，能够坦然接受手术。

2）术前应向患者如实告知手术的局限性，手术所能达到的效果，消除患者不切实际的幻想，使患者对术后效果有一定的心理准备，避免不必要的纠纷。

3）向没有手术信心的患者介绍手术成功的病例，鼓励其与同病种患者交流，了解手术的效果，增强手术信心，缓解焦虑。

4）对因手术产生恐惧心理精神过度紧张的患者，应耐心寻找原因，做好解释工作。介绍手术的方法，利用专业权威、治愈病例的图片资料推荐方式消除其恐惧心理，必要时可请已做过同样手术且康复较好的患者"现身说法"。

5）对失眠患者可适当给予地西泮帮助入睡。

6）术前教会患者如何在术后与医护人员或家属进行沟通，如使用手势和书写等方法。

（2）评估全身情况。术前做好患者的生活护理及各项术前准备工作，配合医师完成患者的各项检查，如血、尿常规，胸部X线透视，肝功能等。观察患者的精神状态，全面了解患者的全身情况，特别要注意有无重要脏器的病变。由于面颈部手术要采用全身麻醉，应特别观察有无咳嗽、咳痰等呼吸道感染的症状，注意防止上呼吸道感染，详细询问过敏史及目前服用的药物，影响血小板功能的药物应于术前提前停用，做好血液配型。

（3）皮肤准备。皮肤准备为预防感染必须认真做好。注意保护供皮区，防止皮肤损伤以及对术后可能出现如感染、皮片坏死等并发症的预防；保持颊颈部干燥，防止术区皮肤糜烂，经常流涎的患者用一次性敷料覆盖胸前；植皮区和供皮区应无感染疖肿和皮疹；由于患者长期瘢痕增生或萎缩，其与正常皮肤间凹凸不平，易积存污垢，因此术前3d开始每天用温水、肥皂水清洗，清洁皮肤，每日2次，将污垢逐步清除，并起到软化瘢痕的作用，必要时用软毛刷刷洗或用小镊子、棉签清除皱褶或隐窝处的污垢，以减少感染机会；对于有创面未愈合或有溃疡创面需要继续给予换药处理，直到手术清除结束为止；供皮区常规备皮，注意不能刮破皮肤，因皮肤破损感染是术后皮片感染不能成活的潜在因素之一；供皮区禁作静脉穿刺。

（4）对于眼睑外翻的患者，术前应按时用0.25%的氯霉素滴眼液滴眼，每日3~4次，睡前用红霉素眼膏涂眼，保护眼结膜和角膜，预防结膜炎、角膜炎的发生。注意检查患者的视力变化，以防意外事故的发生。

（5）对于口腔闭合不全经常流涎或进食后口腔内残留食物的患者，做好口腔的清洁卫生，术前3d每日三餐后清洁口腔，并做好手术区域皮肤的清洁消毒工作，预防口腔内的感染。

（6）麻醉。向患者讲解麻醉的方法，全身麻醉的患者术前禁食10~12h，禁饮6~8h。

（7）体位。术后卧床时间长，须长时间固定于功能位，术前应向患者解释术后体位的不舒适，还应训练术后特殊体位，嘱患者术前练习床上排便、床上活动关节，以便术后能及早适应。

(8) 使用皮肤扩张器的术前护理。

1) 心理准备：因手术分期进行，治疗时间长、经济负担较重，而且随着扩张器的注水扩张，患者衣着受影响，体位也常有特殊要求，需患者积极配合。所以术前必须对患者进行耐心细致的宣传教育，使其有心理准备，以积极的态度接受手术治疗。

2) 备皮：扩张器是异物，在体内留置时间较长，容易感染，所以不同于一般手术，需要严格备皮。不但要剃净毛发，而且术前晚上要仔细清洗术区及附近，彻底清洗瘢痕及皮肤皱褶处的污垢。对于术区皮肤有毛囊炎等，治愈后方可手术。

三、术后护理

1. 生命体征的观察及处理。严重颈部瘢痕挛缩畸形患者手术全身麻醉插管有一定难度，且术后下唇至锁骨上加压包扎，故术后72h严密观察生命体征变化，注意有无皮片下血肿压迫，致喉头水肿发生，保持呼吸道通畅，做好麻醉后护理直到患者清醒为止。一般患者采用仰卧位，头向后仰并垫肩枕，在其未清醒前给予氧气吸入，床头备吸引器、吸痰管、气管切开包，防止呕吐物误吸引起窒息，对于烧伤较为严重的患者给予心电监护直到麻醉清醒，应注意敷料是否包扎过紧，有无呼吸道受压情况，有无渗血、渗液及呼吸变化情况，发现呼吸困难时应立即通知医师，采取积极抢救措施。麻醉清醒后给予超声雾化吸入，每日2~3次，每次15~30min。

2. 术后体位与支具维护。患者清醒后卧位，选择去枕平卧位，肩下垫一枕头，保持头后仰位使皮片舒展，限制头部转动、抬起等动作。术后6h可适当床上侧卧，背部垫枕，注意头部及上半身在同一水平，特殊体位保持1周左右，为防止压疮可使用头圈减少压迫。术后5~7d开始取半卧位，抬高床头30°~45°，身体两侧用软枕固定，膝部垫一软枕，以防下滑，保持面颈部高于心脏水平，有利于静脉回流和减轻组织水肿，保证皮片或皮瓣的成活率，同时改善肺通气，有利于呼吸运动。枕石膏托固定颈部者注意枕后垫海绵，防止压疮，有条件可持续使用自动充气式气垫床。拆线后常规使用下颌托维持功能位，并辅以理疗及手法按摩以对抗挛缩，连续使用6个月以上。

3. 面颈部制动。皮片或皮瓣移植后，供皮（瓣）与受区基底间建立血运，为防止皮片或皮瓣与受区相互移动而影响血流供应的建立，术后制动尤为重要。方法如下：

（1）用颌托，其规格是上至乳突，下至胸锁乳突肌，外层用弹力绷带加压，要求不得压迫气管以免影响呼吸。

（2）全身麻醉术后应禁饮4~6h，待患者意识清醒4~6h后无恶心、呕吐方可进水。术后当日禁食，3d内给予高热量、高蛋白、易消化流质饮食或行鼻饲，3d后进半流食或软食，进食时动作要轻柔，量不可太大，速度也不能太快，以免发生噎呛，禁吸吮，防止过早咀嚼、吞咽，少说话，减少面肌活动。

（3）术后必须卧床休息，取头后仰位，防止皮片挛缩。因为过早下地活动，不仅影响手术效果，而且还会延迟供皮区的愈合，同时避免过多活动使皮片移位或造成皮下血肿。协助患者翻身起床活动，护士用双手固定头颈部，防止体位改变造成皮片或皮瓣移动。

（4）给患者创造一个良好的住院环境，避免情绪激动，防止患者剧烈扭动头部而影响皮片或皮瓣的血运。可在病室置放电视机或床头设录放机，定时播放音乐或电视节目，活跃病室气氛，缓解因术区制动、卧床过久引起身体僵硬、疲惫。

4. 植皮区、供皮区的观察和护理。

（1）保持患者取皮区和植皮区敷料干燥清洁。观察术区及供皮区敷料渗血、渗液情况，并用笔做记号。如有渗出时应积极换药处理，一般早期可只换外层敷料，再加压包扎处理；若发现有感染倾向，如敷料有渗血、渗液，并嗅到恶臭味，同时体温升高，患者自述切口"疼痛"，则多有创面感染的可能，此时要及时彻底实施换药处理。

（2）植皮区的包扎应松紧适宜，如有敷料松动、伤口外露或包扎过紧影响呼吸等情况，应及时和医师联系，给予棉垫加压包扎或适当松动、吸氧等处理。

（3）如股取皮，取膝关节抬高屈曲位；胸腹部取皮处腹带加压包扎以减少出血和摩擦，减轻创面张力和咳嗽时创口的疼痛。术后5d供皮区应除去外层敷料,仅保留内层油纱,采取半暴露,使其自然愈合。

(4) 术后局部可有瘙痒感,忌用手搔抓或摩擦,以免伤口破溃感染。

(5) 注意患者有无颈肩部酸胀、疼痛,上肢上举沉重等损伤副神经的表现。

5. 皮瓣、皮片血运的观察和护理。注意不要变动姿势,使皮瓣不受压和不受牵拉。皮瓣为暂时性血运不良的组织,感觉和活力较差,应保持室温在25~28℃,避免温度过低导致全身血管特别是皮瓣血管痉挛,影响血液循环。局部加温时(如用烤灯照射),温度不宜超过38℃。烤灯与术区相距30~40cm,防止移植区灼伤。皮瓣转移术后使用止血药物,如出现皮肤有出血点、瘀斑及其他创面有出血应立即报告医师。

术后局部包扎严密,只能通过皮瓣蒂部及敷料渗液来观察再植组织的血运,采用皮瓣蒂部开小窗观察皮瓣的颜色。术后2~3d内表现为充血,皮瓣颜色偏红。如皮瓣颜色苍白、灰暗、皮纹加深,为动脉供血不足;如皮瓣发绀、明显肿胀,考虑为静脉回流不畅;如敷料出现渗液、渗血较多,且有异味,应警惕皮片或皮瓣感染、坏死,均应报告医师及时处理。

切口有引流管时需要观察引流液的性状、量、颜色并做好记录,妥善固定引流管,防止脱出,每日更换引流器,保证引流器无菌,防止逆行感染。

6. 早期功能锻炼。有节奏的肌肉收缩和关节运动产生牵拉作用,既能消除静脉淤血,保证营养物质的充分供应,又能防止肌肉萎缩、变性、瘢痕化。当患者术区疼痛减轻,皮片(瓣)生长良好时,即开始协助患者功能锻炼。每日定时辅助患者做低头、后仰及头部两侧侧向活动,后期进行理疗局部按摩,促使其软化,并戴上预制的颈支架或颈圈,最少维持半年,使颈部保持仰展位置,保持颈前曲线形态。

7. 饮食及舒适护理。由于手术的打击及面颈部制动等原因,使患者进食减少,机体抵抗力下降,所以术后需要增加营养以促进创面愈合。术后应给予高热量、高蛋白、高维生素的流质食物,管饲3d,注意流食的温度、浓度,每日2次口腔护理,3d后改稀软饮食,进食时可用塑料布或干净纸巾覆盖在敷料外以避免潮湿污染,减少感染机会,进食后和每日早晚用0.9%氯化钠清洗口腔,避免口腔感染等并发症的发生,平时多饮水。术后遵医嘱给予静脉营养支持,做好肠外营养护理,防止并发症的发生,同时合理使用抗生素防感染,严格执行"三查七对",保证用药准确、准时。

保持皮肤的清洁、干燥,加强皮肤护理,帮助患者定时翻身、拍背,在床上解决个人卫生问题,并保持床单的整洁、舒适,预防压疮。在允许的范围内尽量满足患者的需求。

8. 做好心理护理。术后由于敷料的包裹、头部制动、疼痛的刺激及对手术效果的担忧,使患者情绪低落、心情焦虑。在护理过程中,更应耐心细致,减少患者不必要的痛苦,注意语言的节奏、语速,使患者感到安心,同时注意用非语言方式交流,尽力纠正患者的负性心理。为了保证充足的睡眠和良好的食欲,促进伤口的早日愈合,可根据医嘱,适当使用镇痛剂。主动与患者交流,了解患者情绪状态,鼓励患者表达自己的恐惧和焦虑,同时也要与患者家属交流,形成护患及家属之间相互理解、相互支持和信任,从而护士可以客观地帮助患者及家属解决问题,减轻焦虑。指导患者家属控制情绪,不要把自己焦虑和紧张心情在患者面前表露出来,紧张可以加重患者的焦虑程度,不利于患者的康复。告诉家属在患者面前保持积极乐观的态度,以增强患者康复的信心,使之默契配合,顺利渡过围术期。

9. 扩张器置入术后的护理。首先与患者进行良好沟通,明确告诉患者置入扩张器后有发生颈部受压不适、扩张器外露、切口感染、皮瓣张力过大缺血坏死、颈托固定后颈部出现瘙痒等不适的可能性,让患者心中有数才能自觉配合护理治疗。其次勤询问、详观察,及时发现上述意外、不适,采用如下护理措施:采用先多后少、少量多次、注入量与注水间隔时间均以患者能耐受为准的注水原则,既能缓解因注水速度过快或一次性注入量过大,造成患者不能承受颈部受压不适,加重术前恐惧,甚至使皮瓣张力过大缺血坏死,又能充分扩张皮瓣,减少了扩张器外露。一旦发生扩张器外露,要及时行皮瓣移位和防止切口感染处理,如加强换药,必要时可考虑用抗生素防治感染等。

(1) 体位。胸三角皮瓣、颈横皮瓣转移术后患者头部屈曲,需保持一定角度,且无法行石膏托制动,术后可头部垫高,调整颈部屈曲角度,使蒂部松弛,并嘱患者保持体位,避免随意活动,以免蒂部牵拉,发生血运障碍、皮瓣坏死,甚至皮瓣撕脱。

(2) 伤口的观察。扩张器各期术后均需对伤口进行密切观察，及时发现血肿、皮瓣血运障碍等，只有及时发现，方能及时处理，防止严重并发症的发生。

(3) 负压引流。扩张器Ⅰ期术后因分离腔隙的存在，Ⅱ期手术后皮瓣下也存在腔隙，若术中止血不当，或患者凝血功能异常，极易发生出血，必须及时引流出来，否则极易发生感染、进而导致扩张皮肤破溃，手术失败。

(4) 注水的护理。

1）扩张注水期间避免进食辛辣刺激性食物，禁止吸烟。避免撞击扩张部位，以防扩张器破溃。

2）注射液的选择：注射液一般选用0.9%氯化钠注射液，也可加入利多卡因、抗生素、地塞米松等药物，以减少疼痛、防止感染及包膜挛缩。

3）掌握注水量：早期注水过急过快，使囊内压过高，局部皮肤苍白，血运障碍，易出现毛细血管扩张。此时，若继续扩张下去，就会出现毛细血管栓塞，形成局部坏死破溃，扩张器外露。所以一定要把握好每次注水量及时间间隔。一般扩张器额定容量的10%为参考，以扩张囊对皮肤产生一定的压力而又不阻断表面皮肤的血流为度。如果注液后皮肤变白，充血反应消失，3~5min后血管仍不恢复，则回抽部分液体，直到皮肤的毛细血管充盈试验恢复正常。

4）阀门移位：如果发生扩张器阀门移位，需由手术医师确定阀门的具体位置，必要时使用缝线固定，但需注意不能误刺扩张器。

5）扩张器移位：扩张器注水量较多后，易因扩张囊的重力作用发生扩张器移位，严重者胸三角预扩张的扩张器可移位至乳头下方，致Ⅱ期手术难度加大。所以注水量较多后，可用绷带或纱巾绕过扩张皮肤下方固定在颈部或其他部位，这样将其兜起来后，就不容易发生移位。

6）扩张器漏：如果扩张囊破裂漏水，可根据扩张情况决定更换扩张器、提前行Ⅱ期手术，如果是阀门处或远端导管漏水，可用夹子将导管处夹住，继续按时注水，不会影响治疗效果。

7）扩张器感染：如果只是轻度感染，局部出现红、肿、热、痛的炎症反应，而无脓性等渗出、引流物，可静脉滴注敏感抗生素控制感染，还可将蒲公英捣碎后，用75%乙醇调成糊状外敷，疗效也是确切的。若感染较重，就应该手术取出扩张器，重新置入，术后引流，辅以静脉滴注敏感甚至联合抗生素。即可控制感染，不会影响手术效果。

四、出院指导

颈前部烧伤瘢痕挛缩颈胸粘连手术术后康复训练和落实定期随访，是手术成功的重要环节。因此，在出院后必须靠患者自身的锻炼和保护。患者出院时，应加强宣教，鼓励他们加强功能锻炼，注意搞好个人卫生，保持局部的清洁干燥，防止感染，并采用佩戴弹力套、颈托及贴瘢痕贴等物理治疗方法，控制瘢痕的再生，睡眠时去枕头后仰、肩背垫高，保持头颈后仰位，使颈部最大限度伸展，定期复查确保手术的成功率。

1. 颈部制动。术后颈托固定3~6个月是防止皮瓣挛缩的有效措施，使用要早，外层包布拆开后即开始佩戴颈托，对移植皮片施加均匀的、一定程度的压力，使其平滑柔软，以保持颈部伸展位置和颈前曲线的形态。佩戴时内衬海绵、棉垫或纱布，特别对凹陷部位要注意，以免造成磨损或压力不均匀，松紧适宜，面积需超过整个植皮区，上缘抵下颌缘，下缘达到锁骨上缘，以维持颈部位置。24h连续压迫，持续到瘢痕变平、变软、颜色正常后1~2个月，使患者在不经意间完成上仰、后仰等动作，睡觉时肩下垫软枕，保持头后仰、颈部过伸位。不超过半年是因为经过3~6个月颈托固定后已经基本成形，同时为了便于加强康复锻炼，更有效地防止皮瓣挛缩。如果患者在术后颈托固定期间颈部出现瘙痒等不适，勿搔抓受皮区，切勿自行解除固定颈托，要及时复诊。3个月后可白天取下，晚上佩戴。保护移植皮肤并进行功能锻炼。

2. 颈部功能训练。术后10d拆线，局部皮瓣或皮片生长良好的情况下开始。每2~4h进行5组动作选择：①与项争力，俯仰看上与下方；②左右观瞧，轮看左、右方；③前伸探海，头颈前伸并转向左下方及右下方；④回头望月，回头看左上方，回头看有上方；⑤环绕转头，顺时针方向环绕和逆时针环绕交替进行。出院初期，患者颈部活动不可太过剧烈，避免加重疼痛，要循序渐进，活动的幅度从小到大，动作由易到难，逐渐加大活动量，坚持6~12个月康复锻炼。

3. 手法按摩。可以软化瘢痕，起到减轻挛缩、松解粘连的作用，结合颈部功能锻炼，可使局部痛、痒症状改善，促进伤口愈合，减轻瘢痕增生。每日早晚从中心向四周方向按摩颈部移植皮肤，并涂油膏使其柔软，减少皮片收缩。

4. 加强家庭支持。由于颈前区颏部到胸部为一具有自然生理曲线的柔软凹面，术后植皮区易发生挛缩，需持久使用弹力绷带和颈托，给患者生活和学习带来不便。因而可能有抵触情绪，针对患者心理问题除做好解释工作外，还应取得家属理解和配合，指导家属督促帮助患者进行自我护理。

第六节 外耳整形手术的护理

一、小耳畸形综合征

(一) 概述

先天性小耳畸形是由于胚胎时期第一、二鳃弓及其第一鳃沟的发育异常引起的外、中耳畸形，许多患者还伴有同侧下颌骨和面部软组织的发育不良，涉及颅颌面的畸形。目前，在整形外科中常运用皮肤软组织扩张自体肋软骨支架耳廓再造术（耳廓再造术）完成耳廓的再造，根据缺损范围分为耳廓部分或全耳再造术。由于患者因畸形严重影响容貌，造成一定的生理功能障碍而痛苦，所以求治心理强烈。

1. 病因分类。

（1）先天性耳缺损。分Ⅰ度、Ⅱ度、Ⅲ度。

（2）获得性耳廓缺损。因外伤、感染、肿物切除等原因所致。

2. 主要治疗方法。

（1）皮肤软组织扩张自体软骨支架耳廓再造术分为3期。①Ⅰ期手术（耳后乳突区皮肤扩张器置入术）包括扩张器注水和扩张皮肤休养；②Ⅱ期手术（耳后扩张器取出自体肋软骨取出支架形成植入耳廓再造术）；③Ⅲ期手术（再造耳廓修整耳甲腔成形术）。

（2）一次成形手术（耳后扩张器取出运用Medpor支架耳廓再造术）。

3. 治疗时机。学龄前儿童6岁左右，身高达到1.2m以上行再造耳廓手术。创伤或感染愈合后的患者至少3个月进行手术治疗。由于小耳畸形综合征多合并有颅颌面畸形、外耳道闭锁、中耳畸形，临床发现少部分患者合并唇腭裂、先天性心脏病、并指畸形等，应当根据病情选择性地实施手术。

(二) 术前护理

1. 各期的皮肤准备。

（1）Ⅰ期。男性患者剃光头，女性患者患侧耳周入发际3寸（1寸=3.33cm）。

（2）Ⅱ期。男性患者剃光头，女性患者患侧耳周入发际4寸。

（3）Ⅲ期。患者耳后1寸。

2. 健康宣教。因为耳再造手术时间长，次数多，所以首次治疗应当做好心理准备，特别是患儿需要得到家长的密切配合。耐心讲解3次手术，告知费用，安排时间择期手术。

3. 各期的物品准备。Ⅱ期、Ⅲ期准备腹带。

(三) 术后护理

（1）治疗。遵医嘱给予药物治疗，常规为抗感染和止血。

（2）敷料观察。注意术区敷料有无渗血、渗液，及时通知医师。

（3）引流护理。Ⅱ期、Ⅲ期手术需要观察负压引流，保持通畅防止脱落。每日晨更换负压引流瓶，保持足够的负压。Ⅰ期术后第3d拔除引流管，Ⅱ期术后第5d拔除引流管。

(4) 疼痛护理。Ⅰ期、Ⅲ期手术无须服用镇痛药物，但是需要观察鉴别疼痛性质，若耳部胀痛强烈，应当立即通知医师处理，预防血肿的发生；Ⅱ期手术由于取自体肋软骨，所以可遵医嘱给予镇痛药，必要时肌内注射哌替啶。还可通过半坐卧位和术前训练腹式呼吸减轻疼痛。

(5) 卧位护理。Ⅲ期取舒适卧位即可，平卧避免压伤再造耳。Ⅱ期应当采取摇高床头的方法，利于引流减轻腹部的张力。

(6) 腹带护理。Ⅱ期、Ⅲ期手术佩戴腹带，不得随意摘除。

(7) 活动。术后可以适当活动，但是避免跳跃、哭闹等剧烈运动，进食应当使用健侧咀嚼。Ⅱ期术后1d鼓励患者下床活动，以利伤口愈合。

(8) 饮食护理。禁食过硬、过冷或过热的食物，少食海鲜类容易过敏的食物。

(9) 术区缝线。Ⅰ期术后第7d拆线，Ⅱ期、Ⅲ期术后第10d拆除。

(四) 出院指导

告知患者回院拆线的具体时间。

1. Ⅰ期出院指导。

(1) 向患者及家属交代注水目的、方法以及注意事项。

(2) 每周3次隔日进行扩张器注水并作记录。注水量依据患者年龄、注水次数、皮肤状况等不同。嘱患者注水后观察皮瓣颜色后再离院。

(3) 注水前请进食，以免精神紧张诱发低血糖而虚脱。

(4) 注意观察扩张区皮肤，正常应光滑、红润、逐渐增大、皮温同体温且无痛感。若扩张皮瓣出现苍白、发绀、红肿、热痛、注水后不见扩大或扩张后皮肤破溃，应立即与医师联系。

(5) 扩张皮肤应保持清洁，冬季涂抹油膏保持湿润；夏季防蚊虫叮咬，防晒，若有水疱痱疮、疖肿等及时告知医务人员。

(6) 嘱患者穿着柔软衣服，帽檐避免硬质材料，以免磨破扩张后的皮肤。

(7) 注水至所需用量后停止注水，扩张后皮肤修养4周时间，修养期同样需要保护好扩张的皮肤。佩戴耳罩或耳枕保护扩张皮肤。少去人多的地方，防止挤压碰撞扩张的皮肤。

(8) 保持扩张后的皮肤及周围清洁，拆线后48h后方可淋浴。淋浴时注意水温，避免热水直接淋在扩张的皮肤上。

(9) 预防上呼吸道感染，增强体质。

2. Ⅱ期出院指导。

(1) 再造耳廓后防冻、防晒、防碰撞、防挤压，不要佩戴弹力线帽，以免影响局部血运。

(2) 再造耳痂皮切勿强行撕扯，湿润后轻拭。建议1个月后回院复查清洗再造耳。胸部伤口可在拆线48h后清洗。

(3) 继续佩戴耳罩加以保护。

(4) 胸部伤口腹带固定时间应在3~6个月，避免瘢痕增生。

(5) 发现钢丝脱出、软骨外露等异常情况时，及时来院就诊。

(6) 建议1年后来院行Ⅲ期手术。

3. Ⅲ期出院指导。

(1) 同Ⅱ期出院指导前5项。

(2) 耳甲腔加深者，回家后应继续用棉球填塞耳甲腔部位3个月。

二、附耳及耳前瘘管切除术

(一) 概述

附耳俗称小耳朵，为位于耳屏前方的赘生组织，其形状、大小多种多样。治疗方法是将附耳切除，并切除其含有的软骨组织。切除前应当考虑不加重面部的畸形。对位于耳屏前方，且与耳屏融合在一起的附耳，切除时可以利用其再造耳屏。

耳前瘘管是一种常见的耳部先天性疾病。此病常有家族史，可一侧或双侧同时存在，瘘管口很小，可位于耳前或耳周的各个不同部位，瘘管内可有异臭味的分泌物溢出或用手指可以挤出。临床上经常因排流不畅导致慢性化脓性感染、脓肿、破溃，甚至形成瘢痕。治疗方法是完整彻底地进行手术切除。

（二）术前护理

1. 皮肤准备。根据耳部畸形程度，遵医嘱指导患者理发。
2. 耳前瘘管若处于急性期。应待感染控制后再行手术，必要时遵医嘱采取抗生素混合液湿敷换药处理。

（三）术后护理

（1）术区敷料需加压包扎，并保持固定。
（2）术后注意观察有无渗液、渗血，若渗出物有异味及时通知医师。

第七节 睑外翻矫正手术的护理

一、概述

睑外翻是睑缘离开眼球、下睑结膜向外翻转，致眼睑与眼球不能密切接触，睑裂闭合不全，不能正常地覆盖和保护眼球。轻度下睑外翻仅是睑缘外倾，不能紧贴眼球，重度下睑外翻则是结膜外露。睑外翻可单独或同时发生在上、下眼睑或两侧眼睑。长期眼睑外翻会使结膜外露、干燥、充血而肥厚，不仅影响容貌，更主要是会引起眼部病理性变化。可分为：①瘢痕性，彻底切除瘢痕，作植皮术；②麻痹性，轻者，涂眼膏及眼垫包扎；重者应行眼睑缝合术，以保护角膜；③老年性，轻者，应嘱其向上擦泪，减少或防止外翻加剧；重者手术矫正，以缩短睑缘为原则，最简易的方法是在结膜睑板层及皮肤肌肉层各作一个三角形切除，然后缝合。

二、术前护理

1. 一般护理。按整形外科术前常规护理。
2. 眼部的护理方法。按医嘱给予抗生素滴眼液滴眼，2~3次/日，每晚睡前涂抗生素眼药膏，并用无菌凡士林油纱布盖患眼，以保护角膜。必要时可用0.9%氯化钠注射液冲洗结膜囊，2~3次/日。遵医嘱滴眼药水。
3. 心理护理。术前详细介绍手术方法及其预后，指导患者配合手术及治疗。同时还要了解患者生活习惯，以便包扎期间的护理工作能顺利进行，使患者满意。
4. 确保。手术前双眼无炎症感染、无视力短期快速下降。

三、术后护理

（1）一般护理，按整形外科术后常规护理。
（2）注意患者有无角膜刺激症状，眼内是否有异物感，一周左右拆线。
（3）眼睑外翻术后可对局部伤口加压包扎，但压力不宜大，以免损伤眼睛。术后一旦发生出血不止和严重血肿，及时联系医师。
（4）眼睑外翻手术后可能会出现短期内睁眼困难，一般1~3个月后，该症状会随时间推移逐渐减轻和好转。
（5）眼睑外翻术后应有安静舒适的环境休养。术后1周内不要看电视、报纸，卧床休息时最好半卧位（将枕头垫高），以免眼睛过度疲劳或头部位置过低而加重伤口肿胀。

四、出院指导

（1）保持术区清洁，拆线一周后涂抹抗瘢痕药物。
（2）佩戴合适的弹力敷料 3~6 个月。

第八节　上睑下垂矫正手术的护理

一、概述

上睑下垂是指当目光平视前方时，上睑不能充分提起，以致上睑缘位置低于正常，部分或全部遮盖瞳孔，影响视野的情况。上睑下垂是一种常见病，发病率为 0.56%，居先天性眼病发病率的第二位。不仅影响外观，更会造成遮盖性弱视，由于视线受阻，逐渐因代偿而养成视物时仰头、皱额、耸肩等习惯，并可影响颈椎的发育。还可以引起失用性弱视、近视、散光等。4 岁以下患儿视力障碍率高达 78.2%，故应尽早进行手术治疗。上睑下垂分类及原因：①先天性，单纯性上睑下垂，合并上直肌功能消失或减弱，合并睑部畸形、小睑裂、内眦赘皮；②后天性，神经源性、动眼神经性、交感性、肌源性（重症肌无力）、机械性、腱膜性（外伤性及老年性）、假性。

二、术前护理

（1）协助医师完善各项常规术前检查。
（2）心理护理。术前详细介绍手术方法以及预后，指导患者配合手术以及治疗，减轻患者的焦虑。
（3）若有结膜炎、睑缘炎、泪囊炎、严重沙眼者，必须治愈后才能手术。眼周皮肤有炎症者暂缓手术。
（4）麻醉准备。同整形外科护理常规。
（5）眼部的准备。术前一日用氯霉素眼药水或环丙沙星眼药水滴眼，每日 4 次，并保持眼部的清洁。
（6）协助医师做好视力测量并记录。

三、术后护理

（1）一般护理。按整形外科护理常规。
（2）术后需眼部包扎 5d 后，换小纱布覆盖 7d。
（3）局部观察有无角膜刺激症状，如发现或有患者主诉，及时通知医师并处理。
（4）注意敷料包扎是否完整。保持术区敷料干燥整洁，注意有无血肿，压迫神经，出现恶心、头晕等症状。
（5）敷料打开后，遵医嘱使用氯霉素眼药水或环丙沙星眼药水滴眼 3~4h 一次。每晚睡前用红霉素眼膏涂眼，防止干燥伤及角膜。
（6）如出现结膜充血，可用 0.9% 氯化钠注射液加庆大霉素湿敷。
（7）注意用眼卫生，禁看电视、电脑及书籍，尽量闭眼休息。

四、出院指导

（1）拆线后 48h 内防水，不可用手触碰伤口。
（2）如伤口有存留线头不可私自牵拉，及时找医师处理。
（3）3 个月内尽量减少看电视、电脑，防止光源刺激。
（4）眼睑闭合不全约持续 1 个月。眼睑完全闭合前，睡前用抗生素眼膏封闭结膜，防止干燥。

(5) 眼睑完全闭合前，注意外出防风沙。

(6) 嘱患者定期来医院复诊。

第九节　先天性小睑裂畸形矫正手术的护理

一、概述

先天性小睑裂畸形是以睑裂狭窄、上睑下垂、内眦反向赘皮和内眦间距离增宽为主要特征的一种常染色体显性遗传性疾病。矫正小睑裂畸形常需分期手术，一期先行内、外眦开大术，6个月后二期再行矫正上睑下垂术。

二、术前护理

(1) 此手术均在幼儿时期进行，需对患儿及家属进行术前及术后宣教。

(2) 常规术前准备。参照上睑下垂矫正术前护理。

(3) 术前保持眼部清洁，防止患儿用手抓揉眼睛。

(4) 小儿须按全身麻醉做术前常规准备。

三、术后护理

(1) 全身麻醉患儿按全身麻醉手术常规护理。

(2) 及时向家属做好术后宣教。

(3) 一期手术一般为暴露伤口，要防止患儿用手抓挠，必要时使用儿童夹板固定肘部。

(4) 看护好患儿，尽量避免哭闹，以防眼泪进入伤口造成感染。

(5) 注意眼部休息，避免患儿长时间看电视。

(6) 保持伤口的清洁，嘱家属如有血痂不要自行清除。

(7) 二期手术术后护理。同上睑下垂术后护理。

四、出院指导

(1) 拆线后48h内防水，不可用手触碰伤口。

(2) 如伤口有存留线头不可私自牵拉，及时找医师处理。

(3) 3个月内尽量减少看电视、电脑，防止光源刺激。

第十节　眼窝再造手术的护理

一、概述

当结膜囊狭窄或闭锁不能容纳义眼时，严重的眼窝闭锁，结膜全部或大部分缺损，严重影响患者的外貌，必须行全结膜囊成形，即全眼窝再造术，它是上下穹窿成形术的合并施行。眼窝狭窄分先天性、后天性两种，有单侧或双侧之分：①先天性眼窝狭窄或闭锁，常见于小眼球或无眼球症；②后天性眼窝狭窄或闭锁，多见于烧伤、爆炸伤、眶内感染、眶部肿瘤等原因。

二、术前护理

1. 一般护理。整形外科术前常规护理。

2. 眼窝再造术后。为防止上睑凹陷及眼窝缩窄，需在眼窝内植入硅橡胶、印模胶等眼模作支撑物，因而术前1d协助医师选择大小形态适宜的、表面光滑的义眼模型，并将其高压灭菌消毒。术前3d用0.9%氯化钠注射液作结膜囊冲洗后，滴0.25%氯霉素眼药水，每日2次，睡前涂红霉素眼膏；术晨再用0.9%氯化钠注射液作结膜囊冲洗后，滴0.25%氯霉素眼药水。

3. 手术设计及皮肤准备。协助医师做好手术设计，选择适当的供皮区，一般应选择无毛或少毛的区域如股内侧、侧胸部等，并按医嘱做好皮肤剃毛、清洁等准备。

三、术后护理

1. 一般护理。按整形外科术后常规护理。

2. 针对不同术式的护理要点。皮片游离移植眼窝再造特点是手术简单易行，供皮区不受限制，由于皮片挛缩极易使再造眼窝再度缩窄。为了保证术后皮片成活，防止其挛缩，护理要点是术后注意加压包扎与制动；取半卧位，促进静脉回流，防止植皮区血肿形成及周围组织水肿，确保皮片成活。拆线后立即植入较大眼模或义眼，复诊时，根据其病情更换小一号眼模或义眼，待皮片稳定后最终固定一合适大小的义眼。

3. 观察全身及局部情况。注意患者的体温变化和患部有无异臭味或脓性分泌物流出，密切观察皮瓣的色泽、温度、肿胀程度、渗出情况及毛细血管充盈反应。若发现皮瓣苍白，温度低于邻近正常皮肤2℃以上，毛细血管充盈时间超过2s或不充盈为动脉血管危象；皮瓣肿胀明显，温度低，色泽红紫或深红色血性渗出，毛细血管充盈加快（少于1d）或不褪色为静脉血管危象。应及时通知医师，依次排除体位不当、包扎过紧、室温过低等原因，必要时应用扩张血管药，如仍无好转须手术探查。密切注意加压包扎情况。

4. 心理护理。眼睛是人体最重要的器官之一，眼球的缺失，既影响了感知外界事物接受信息的功能，又造成整个面部的严重缺陷，给患者造成极大的痛苦，表现为自卑、沉默、心事重重、不敢正视医护人员，有的以长发而掩之，或整天戴墨镜遮盖其缺陷。针对患者的心理，应用坦诚的态度与之交谈，对他们的心情表示同情与理解，鼓励他们勇敢面对现实，并介绍手术时机、手术大致方法、装义眼后达到的效果，从而减轻患者的心理压力，消除不良情绪，以最佳心理状态配合手术治疗。

5. 术后。术后7~10d拆线，只将睑缘处缝线拆除，局部伤口可以暴露，注意保持局部清洁，待伤口全部愈合后可配置适当的义眼。装配义眼时，应根据健眼的睑裂宽度、巩膜色泽、瞳孔大小，角膜在睑裂中位置等制作或选择相似的义眼。在操作过程中，应密切观察患者的心率、血压及有无恶心、呕吐，如心率<60次/分或出现恶心、呕吐，应及时皮下注射阿托品，并暂停操作，待恢复正常后再继续操作。

四、出院指导

指导患者正确安装义眼。清洗再造眼窝是出院后预防眼窝再度缩窄的关键。因再造眼窝分泌物较多，易积垢，若不及时清洗可诱发感染，久之可形成慢性炎症，从而导致眼窝再度缩窄。所以应指导患者习惯于每日晚、次日晨用0.9%氯化钠注射液清洗眼窝，并滴0.25%氯霉素眼药水。告诫患者眼窝空虚过久或夜间不佩戴义眼，均可导致眼窝再度缩窄。

第十一节　面部除皱手术的护理

一、概述

面部除皱术是将面部松弛下垂的皮肤用外科手术方法将其拉紧，切除多余部分，使皱纹展平。面部松弛皱纹的种类：①由于皮肤浅层的老化形成的细小皱纹，普遍存在各个部位；②面部表情肌方向垂直的深而长的皱襞，主要是额部的"抬头纹"，外眦的"鱼尾纹"，颏颈部的"火鸡脖子"及鼻唇沟的加深。

二、术前护理

1. 一般护理。按术前常规护理。重点是血液检查有无凝血障碍。

2. 心理护理。充分了解患者的精神及心理状况，了解她们要求手术的动机，针对具体情况做好术前解释工作。

3. 术前。术前一日嘱患者淋浴，剪指（趾）甲，去除指甲油，根据需要协助医师剃除术区头发。术前一日晚及次日晨用0.1%的苯扎溴铵药物洗头，重点是术区皮肤。

三、术后护理

1. 按麻醉方式一般护理常规。全身麻醉清醒后尽量采取半坐卧位，可适当抬高头部，减轻头面部水肿。

2. 局部观察及护理。敷料固定是否良好，有无渗血及脱落，负压引流管需保持通畅，防止引流管扭曲、打折、脱出，并记录引流量及性状。面部及眼部是否肿胀，必要时用0.25%氯霉素眼药水滴眼或0.9%氯化钠注射液棉球擦拭双眼，观察术后疼痛程度及性质，避免血肿形成。

3. 饮食护理。术后开始用流食，3d后可进半流食，避免食用硬食及口腔咀嚼。

四、出院指导

（1）嘱患者未拆线时及拆线后2周内，不得自行洗头，如患者有不适感觉，头皮瘙痒等不适症状时，可协助患者药物洗头（1%~2%碘伏）流水洗净，擦干头发，碘伏消毒术区。拆线后指导患者局部涂抹预防瘢痕增生的药物及应用弹力敷料6个月抑制瘢痕增生。

（2）嘱患者勿强行揭掉伤口痂皮，局部可涂抗生素软膏帮助痂皮软化，促进其自行脱落，避免伤口感染、裂开。术后3~6个月避免染发、皮肤护理（按摩、熏蒸、热敷）及使用电吹风，避免因面部皮肤感觉迟钝或麻木引起过敏、烫伤。

（3）指导患者保持心情愉快，规律生活，充足睡眠，合理饮食，以延缓皮肤衰老。

第十二节　重睑成形手术的护理

一、概述

重睑成形术是眼部最常见的美容手术方法，一般可分为缝线法和切开睑板固定法（切缝法）。①缝线法，适用于眼裂大，眼睑薄，上睑皮肤无松弛者；②切缝法适用于任何类型的单眼皮。

二、术前护理

（1）此手术一般在门诊做即可，不需住院。

（2）做好心理护理，消除患者紧张情绪。

（3）协助医师做好常规术前检查。

（4）如有急性结膜炎、睑缘炎、泪囊炎、严重沙眼者，必须治愈后才能手术，眼周皮肤有炎症者暂停手术。

三、术后护理

（1）手术当日冷敷，可以减轻眼睛的肿胀。将冰袋放于纱布外，冷敷15min，间歇30min后继续冷敷，反复2~3次即可。眼睛明显肿胀可能持续一周左右，淤血青紫会持续2~4周。手术后避免低头，不要过多活动，避免看电视、书刊，使用电脑，减少用眼疲劳，否则会使肿胀时间延长。

（2）按时拆线、换药。拆线后第二天可以用水洗脸。

（3）伤口愈合是一个渐进的过程，伤口发红会持续一段时间，6个月后才能呈现手术的最终效果。

第十三节　唇裂修复术的护理

一、概述

唇裂是颌面部最常见的先天畸形，常伴有腭裂。主要是妊娠前3个月胚胎口周组织发育受阻致上唇融合缺陷造成的。

先天性唇裂的发生率在1/1 000左右。唇裂的病因尚不清楚，近年来的研究证明与下列因素有关：遗传因素、营养因素、病毒感染、药物因素、内分泌的影响、放射线等。

婴儿娩出后可见唇部缺陷畸形。常伴有同侧鼻孔、鼻翼不同程度的畸形。临床上根据唇裂的部位，分为单侧唇裂、双侧唇裂、正中唇裂。

根据唇裂裂隙的程度，又可分为三度。

Ⅰ度唇裂：指只限于红唇的裂开。

Ⅱ度唇裂：指红唇及上唇部分裂开，但未及鼻底。

Ⅲ度唇裂：指红唇、上唇、鼻底完全裂开，常伴有齿槽嵴裂或腭裂。

唇裂只有通过手术治疗才能恢复唇部的正常功能和形态。现在一般认为唇裂修复手术的时机为出生后3个月左右。双侧唇裂因手术复杂，创口出血较多，宜在3~6个月进行，体重应达到约5kg，血红蛋白>100g/L。一般不建议在患儿刚出生时就实施手术。

唇裂修复手术的历史悠久，方法很多。常采用的有矩形瓣法、三角瓣法、旋转推进法。在实施手术时术者根据自己的经验、患者的具体情况完成手术。现在针对Ⅰ度、Ⅱ度唇裂采取的微创口内入路手术方式，保护了上唇皮肤的完整性，避免了瘢痕的形成，使术后唇部的形态基本恢复正常。

现在手术中常用皮肤黏合剂和可吸收缝线，免去了术后拆线，减少了患儿的痛苦。皮肤黏合剂的隔离作用有效地减少了伤口的污染机会，保证了伤口Ⅰ期愈合。

二、术前护理

（1）了解患儿基本情况，包括营养状况、体重、血红蛋白是否达标、面部有无感染灶、有无上呼吸道感染，测量生命体征。

（2）患儿入院后嘱家属用勺、滴管喂食患儿，使其适应术后进食方式。

（3）保持室内空气清新，及时增减衣物，预防上呼吸道感染。

（4）清洁面部、口腔及全身皮肤，更换清洁的病服，洁面后不涂抹任何护肤品。

（5）术前向患儿家属交代注意事项，如患儿的禁食、水时间及进食、水后导致呕吐误吸的危害性。

（6）指导患儿母亲使用吸奶器吸出奶后喂食患儿。

（7）完善术前检查，安慰患儿家属，等待手术。

（8）按整形外科术前护理常规。

三、术后护理

（1）按全身麻醉和整形外科术后及麻醉护理常规。

（2）小夹板固定患儿双肘关节，防止抓伤口，患儿安睡时可松解。

（3）保持伤口清洁，术后24h后，每日用3%过氧化氢清除血痂，75%乙醇或碘伏消毒一次，如有鼻涕等污物，及时清洁干净。如使用皮肤黏合剂涂抹伤口可免去上述步骤，根据患儿情况清洁术区。

（4）保护术区勿受外力撞击，如家属身体、床、玩具等。

（5）术后饮食要求。唇裂患儿术后清醒后可喂少量（1勺，约3ml）水湿润口腔，减轻干渴不适。8h后可给予少量葡萄糖水，遵循由少到多的原则。若无呕吐、可开始用滴管或汤匙喂乳，如患儿因伤口疼痛而拒食，可适当补充液体以保持水电解质平衡，食物温度为温凉，可减少伤口出血，减轻疼痛。

（6）注意预防上呼吸道感染。

（7）遵医嘱应用抗生素，预防术区感染。

四、出院指导

（1）唇裂患儿用勺进流食3周后，可吸吮乳头进食。

（2）进食后用漱口液或清水漱口，保持口腔清洁。

（3）佩戴鼻管患儿，注意安全，勿使鼻管吸入呼吸道；注意皮肤有无红肿、破溃；每日应清洗鼻管。如有异常情况，暂时中止佩戴鼻管。

（4）拆线48h内，伤口不要沾水。

（5）按时涂抹外用药，持续用药3~6个月。

第十四节　唇裂继发畸形矫正术的护理

一、概述

唇裂继发畸形为唇裂早期修复后，随着生长发育，遗留显现各种畸形。这些畸形需要进一步手术治疗。手术时机主要集中在上学前和18岁前后。

唇裂继发畸形的主要表现在唇部和鼻部以及上颌骨的畸形。因人而异，而且畸形的程度各不相同，一般包括：上唇瘢痕、唇红不齐、唇红厚度不对称、鼻孔过大过小、鼻翼塌陷等。唇裂术后常需针对皮肤、黏膜、肌肉、软骨的畸形进一步修复。

二、术前护理

（1）了解患者基本情况，包括营养状况、面部有无感染灶、有无上呼吸道感染、生命体征基本情况。

（2）保持室内空气清新，及时增减衣物，预防上呼吸道感染。

（3）清洁面部、口腔及全身皮肤，更换清洁的病服，洁面后不涂抹任何护肤品。

（4）术前向患者及家属交代注意事项，如全身麻醉手术要清洁肠道，告知禁食、水时间等。

（5）完善各项术前检查，安慰患者及家属，耐心等待手术。

三、术后护理

（1）术后密切观察伤口渗血情况，如有大量渗血，应立即处理。

（2）夹板固定患者双肘关节，防止抓伤口，患者安睡时可松解。

（3）保持伤口清洁，术后24h后，每日用3%过氧化氢清除血痂，75%乙醇或碘伏消毒一次；如用皮肤黏合剂涂抹伤口，每日用75%乙醇消毒一次。

（4）保护术区勿受外力撞击，如家属身体、床、玩具等。

（5）注意预防上呼吸道感染。

（6）遵医嘱应用抗生素，预防术区感染。

四、出院指导

（1）饮食以软食为主。

（2）进食后用漱口液或清水漱口，保持口腔清洁。

（3）佩戴鼻管患者，注意安全，勿使鼻管吸入呼吸道；注意皮肤有无红肿、破溃；每日应清洗鼻管。如有异常情况，暂时中止佩戴鼻管。

（4）拆线48h内，伤口不要沾水。

（5）按时涂抹外用药，持续用药3~6个月。

（6）如伤口未完全愈合，尽量少戴口罩。

（7）术区感觉未恢复前，勿烫伤、勿受外力撞击，以免造成术区损伤。

（8）短期内术区肿胀、麻木、瘢痕较硬，3个月或更长时间恢复。

第七章

康复护理

第一节 康复护理的基本概念

一、康复护理的定义

康复护理是护理学的一部分,它是针对损伤(Injuries)、慢性病(Chronic Illness)和残疾(Disability)患者在其生理功能、心理功能、家庭与社会生活、经济状况、职业等方面发生功能障碍或改变时,能及时而有效地提供专业知识和技能的服务,预防并发症,并满足他们的需求,使其能恢复自我照顾的能力,支持和教育这些患者以及他们的家属在较长时间内合理使用康复服务,并能维持其理想的健康功能状态。

二、康复护理的特性

康复护理具有以下4个主要特性。

(一) 动态性

它是动态的护理过程,常因患者以及家庭成员的需要而不断变化,以促进护理人员、残疾患者及其家属之间互动的过程。

(二) 连续性

它贯穿于患者住院期间以及回到家庭与社区后的护理全过程。

(三) 整体性

它主要针对慢性病、残疾患者以及家属,关注其身体、精神心理、社会、文化四个方面的内容。

(四) 可操作性

它采用护理程序的工作方法,注重对病、伤、残者生理功能、心理功能、家庭社会适应状态过程中现存或潜在的各种健康问题做出全面而系统的评估,制定护理计划,拟订短期和长期护理目标,执行护理措施和完成护理评价。

三、康复护理的工作范围

康复护理工作的范围可划分为预防性、治疗性和康复性,分别说明如下。

(一) 预防性

康复护理预防性的目标就是促进和提高社区居民康复意识,预防伤、残、慢性病的发生。其主要内容包括加强社区居民康复知识的健康教育,指导人们预防意外伤害事故的发生,学会紧急处理措施(如:搬运过程中注意事项,预防颈椎、脊髓损伤等),提高人们对保障和促进健康生活方式的认识

（如：合理饮食，体重管理，压力管理等）。工作地点可以选择在各单位卫生所、各级地方卫生院及社区康复服务中心等。

（二）治疗性

康复护理治疗性的目标就是早期发现、早期诊断和早期治疗。主要是在住院期间为患者采取必要的医疗措施，提供良好的身心照顾，以减轻残疾和慢性病对个体造成的伤害，预防并发症的发生。

（三）康复性

主要体现在医院康复医疗中心和出院后社区康复医疗机构为伤、残、慢性病患者提供身体、心理和社会的全面康复服务。将功能训练内容与日常生活密切结合，将治疗性沟通和咨询与患者的心理功能改变相结合，将健康教育计划与患者及其家庭成员共同参与结合在一起，以提高患者家庭对慢性病和残疾带来的损害的认识，协助患者及其家庭成员在出院后，学会利用社区康复医疗资源，获得最大的适应能力。

四、康复护理人员的角色与功能

康复护理专业人员的角色主要有照顾者、协调者、健康教育者、代言人、领导者、合作者、促进者、咨询者、出院前计划者和研究者。

（一）照顾者

在护理患者的过程中，根据病情发展的不同阶段，康复护理人员扮演着各种不同的角色，例如：刚入院时的双亲替代角色，满足患者日常生活的基本需要（如：皮肤清洁、饮食照顾、排泄管理、床上翻身等），以及医疗与护理照顾角色（如：静脉输液、给药、关节活动、预防跌倒等）。

（二）协调者

康复护理人员有责任协调康复团队小组中各康复专业人员之间的关系，帮助患者及其家属按照康复治疗计划有效地进行，了解康复护理计划是否符合患者当前身心状况需求，判断是否实现康复治疗目标，并协助患者早日重返家庭和社会生活。

（三）健康教育者

根据患者及其家庭成员的精神和心理需要，提供与疾病相关的预防、治疗、康复护理知识，并给予积极的支持与鼓励。

（四）代言人

康复护理人员是患者权益的维护者，有责任解释并维护患者权益不受侵犯，并能及时而正确的提供信息，成为康复专业人员和非专业人员（如保险公司）之间沟通的桥梁，协助解决由于残疾所面临的困难。

（五）领导者

康复护理人员应成为康复团队小组的领导者，领导患者、家属和其他小组成员，协助其实现康复的理想目标。

（六）合作者

康复护理人员与康复团队小组的其他成员，要团结患者及其家庭成员，建立平等、信任、尊重、合作的相互关系，实现最佳的康复治疗与护理目标。

（七）促进者

协助患者尽快实现康复目标。如果患者功能恢复的水平没能达到其所期待的目标，患者心理就会出现沮丧、挫折，这时康复护理人员在帮助患者最大限度恢复日常功能水平的基础上，还要在心理上给予鼓励和支持，减少其焦虑或忧郁情绪，建立积极向上的生活态度。

（八）咨询者

对患者以及家庭照顾者提供指导，以协助他们解决残疾和家庭照顾等相关的常见问题。康复护理人员扮演着疑难问题咨询者的重要角色，以提高居民保护身体健康的意识，预防各种伤害和慢性病的发生。如：如何监测血压的变化，高血压药物的合理使用，各种慢性病的饮食指导与合理营养，功能锻炼的注意事项等。

（九）出院前计划者

患者和家属在即将出院时会面临各种问题，在提出疑问时，康复护理人员应该主动提供咨询，协助患者理解和接受各种康复医疗措施，指导自我照顾的护理方法，帮助患者重建积极、健康的自我概念，为重返家庭和社会做好准备。

（十）研究者

康复护士应积极主动地开展康复护理研究，研究残疾、损伤、慢性疾病对患者以及家庭健康所带来的影响，找出影响因素，采取有效的方法去除危险因素，将研究的结果与康复治疗小组成员共同分享，并广泛应用于临床、康复医疗中心、社区康复服务机构，以改善康复护理服务质量，提高康复护理效果。

五、康复团队工作

患者在康复治疗中心或机构治疗期间，不仅要注重身体功能方面的恢复，还应包括心理适应、家庭与社会生活功能的全面恢复。因此，康复医疗服务应特别注重康复团队合作。康复小组的团队成员有：患者与家属、内科医师、康复科医师、护理人员、物理治疗师、作业治疗师、心理治疗师、娱乐治疗师、语言治疗师、营养师、社会工作者、其他成员（如矫形技师，医学工程师等）。

在这个团队小组成员中，患者与家属是小组内最重要的成员，因为康复小组专业成员所制定的康复计划必须依靠患者及其家属的积极主动参与，一方面必须按照专业人员制订的、持续地再学习和再教育计划去执行康复活动，另一方面患者及家属更应采取积极学习的态度去适应生活上的巨大改变。

六、康复护理人员在团队中的作用

康复护理人员是整个团队中重要的协调者，即在完成医嘱的基础上，经常与康复小组的其他成员保持联系，针对患者与家属的需要和各种问题，如患者有心理、社会（家庭、职业、经济困难）等方面问题，康复护理人员应该积极与心理治疗师、社会工作者、患者的家属或其所在工作单位及社区等有关部门共同协商解决。因此，护理人员在讨论康复计划的具体实施过程中，能起到有效的协调作用，在康复小组团队工作中能发挥关键的桥梁作用。

七、康复护理工作重点与目标

康复护理工作的重点是以患者及其家庭为中心，通过康复团队小组成员合作与协调，协助、支持与教育患者及其家属早日重返家庭与社区的健康生活。康复护士的职责就是维持现存功能水平，促进健康，预防身体结构和功能的进一步损伤，预防残疾，恢复社会角色。

在医疗环境中，康复护理人员主要是通过收集资料，提出护理问题，制订护理目标、计划和措施。同时康复护理人员本身就是一个治疗性工具，通过运用治疗性沟通技巧，与患者建立治疗性人际关系，将其被动、消极接受参与康复治疗和护理的过程转变成为主动、积极的自我照顾的过程，并引导患者重新认识和接纳自我，并通过不断再学习、再实践，重建良好的生活适应模式。同时满足伤、病、残患者基本生活功能需要，预防并发症发生。

第二节 康复护理理论在临床工作中的应用

临床康复护理工作应该以康复护理理论为依据，以康复护理程序为工作方法，为患者提供有效的康复护理服务。康复护理程序分为以下五个步骤，即评估、诊断、计划与目标、实施、评价。首先，通过收集资料并提出护理诊断或问题，并根据护理诊断的具体问题，制订护理计划和目标，采取具体的护理活动，对护理对象提供具体的护理措施，并在护理活动结束后，再对患者的身体、心理、社会等方面的改变进行判断，以确定护理目标的实现和护理效果的达到程度。

一、护理评估（Nursing Assessment）

护理评估是护理程序的第一步，评估阶段是提供高质量的个体化护理的基础，也为确定患者的护理诊断、制定目标、实施护理计划和评价护理效果提供依据。除了在入院时的总体评估外，在护理程序的全过程中，还应不断对其进行评估，发现患者住院期间出现的新问题，并根据这些资料决定是否需要修改、中断或继续原有的护理措施。因此，护理评估是连续的、系统的、全面地收集护理对象身体状况以及心理、社会、文化、经济等方面的资料，并以护理理论为指导，对所收集的资料进行组织、整理、核实、分析、归纳、推理和记录。收集资料的方法包括交谈法、观察法、身体评估法和查阅病历法等。

根据康复护理理论来确定收集资料的内容和范围，如以奥伦的自理理论为依据，收集资料可以从一般性自我照顾需求、发展性自我照顾需求和健康不佳时的自我照顾需求三个方面来进行；如以适应理论模式为依据，收集资料可以从生理功能适应方式、自我概念适应方式、角色功能模式和相互依赖的适应方式四个方面来考虑。

二、护理诊断（Nursing Diagnosis）

根据美国护理协会（American Nurses Association）和康复护理协会（The Association of Rehabilitation Nurses）在1986年制订的康复护理实践标准，康复护理是护理工作范围内的一个专业领域。它是诊断和治疗人们对功能活动和生活方式发生改变时所出现的现存的或潜在健康问题的反应。

根据以上所收集的资料，如果按照奥伦的自理理论框架，可以得出护理诊断为自理能力缺陷，而缺陷的水平可以分为：①完全缺陷，即患者完全丧失了自我照顾的能力，需要护理人员提供全部的帮助才能维持日常生活能力，如昏迷、高位截瘫、精神患者、老年痴呆等；②部分缺陷，即患者有能力完成一部分自我照顾需要，另一部分需要护理人员协助完成以满足日常生活能力需要，如中风患者、骨折等；③支持和教育缺陷，患者和家属由于相关知识不足，不能满足自我照顾的需要，需要护理人员提供正确的指导、咨询、健康教育，以更好地了解疾病的发生、发展的过程，从而达到最佳健康状态，预防并发症，如肢体功能运动指导，药物依从性（抗忧郁症、抗高血压、糖尿病管理）等。

如果按照罗伊的适应理论模式，得出的护理诊断就为：①无效生理改变；②无效自我概念改变；③无效角色改变，即角色缺乏、角色冲突；④家庭社会关系适应不良。

三、护理计划（Nursing Plan）

针对护理诊断制定措施来预防、减轻或解决有关问题。制定计划的目的是为了使患者得到适合于个人的护理，保持护理工作的连续性，促进医护人员的交流和利于评价。具体内容包括建立护理目标和制定护理措施：

（一）建立目标

目标是理想的护理结果。其目的是指导护理措施的制定，衡量措施的有效性和实用性。为此，护理目标应具备下述特点：首先，必须以患者为中心，反映患者的行为；其次，必须现实，要以能够实现为目的；再次，是能够观察和测量，并有具体的检测标准和时间限度；最后，特别注意护理目标应由护理人员与患者以及家属双方共同来制定，以确保目标的可行性和个性化的特征。

同时，目标还有短期（近期）和长期（远期）之分。短期目标是当前需要解决的主要矛盾，长期目标是需要较长时间才能实现的，范围也比较广泛。如中风偏瘫患者，其护理诊断为躯体移动障碍，短期目标（近期目标）是"第一周床上躯体的被动运动""第二周床上躯体练习翻身""第三周床上躯体的主动运动"；远期目标是"一个月内恢复床上躯体自主运动功能"。短期目标应与长期目标互相配合、互相呼应。

（二）制订措施

护理措施是进行解释，帮助患者达到预期目标的行为，是护士为患者提出的特定护理工作项目，是确定护理诊断与目标后的具体实施方案。重点是满足人的基本需要，预防功能缺损，维持功能正常，预防、减少并发症发生，促进功能最大限度的恢复。

护理措施可分为依赖性的、相互依赖的和独立的三类。

1. 依赖性的护理措施。即康复护理人员执行医嘱的具体方法，它描述了贯彻医疗措施的行为。如医嘱"按时服用降高血压药物，一天两次"。护士执行如下：每天早、晚各服药一次。

2. 相互依赖性护理措施。这类护理措施包括了医、护、物理理疗师、作业治疗师之间的合作，共同完成。如中风偏瘫患者出现活动无耐力时，在进行耐力训练时，护理人员与物理治疗师以及患者家庭成员一起，共同制订的措施为：①床上抬腿训练，左、右腿各 10 次；②双腿一前一后站立训练，各 10 次为一组；③行走训练，10 步一组，共两组；④上、下午各一次。

3. 独立性护理措施。这类护理措施完全由护士设计并实施，不需要医嘱。护士凭借自己的知识、经验、能力，根据护理诊断来制订，是在其职责范围内，独立思考、判断决定的措施。如：床边合理膳食指导、功能训练时间、运动量大小、训练方式选择、采用合适的体位（卧位、坐位、站位）、为预防各种并发症而采取的护理措施等。

四、护理实施（Nursing Implementation）

实施是为达到护理目标而将计划中各项措施付诸行动的过程。包括康复护理人员所采用的各种具体的护理活动，以解决康复护理问题，并记录护理活动的结果及患者反应。重点放在促进健康，维持功能正常，预防功能丧失，满足人的基本需要，预防、降低或限制不良反应。实施由计划者亲自执行或指定他人执行，但必须有患者及其家属共同积极地参与。

在具体实施阶段，护理的重点是着手落实已制订的措施。根据依赖性、合作性和独立性护理措施的原则，以解决患者存在的主要护理问题。在实施中需进行健康教育，以满足患者的学习需要。内容包括获取知识、学习操作技术、改变个人心理和情感状态。实施过程原则应遵循个性化和安全性原则。实施的质量如何与护士的知识、人际关系技巧和操作技术三方面的水平有关。实施是评估、诊断和计划阶段的延续，须随时注意评估患者的生理、心理状态，了解患者对措施的承受能力、反应及效果，努力使护理措施满足患者的生理、心理需要，促进疾病的康复。实施过程中的情况应随时用文字记录下来，力求完整性、准确性、前后一致性，以反映护理效果，为评价做好准备。

五、护理评价（Nursing Assessment）

评价是将患者的健康状况与原先确定的护理目标进行有计划的、系统的比较过程。评价是贯穿于护理全过程的活动，其中护理诊断是评价的依据，护理目标是评价的标准。进行评价的最主要目的是确定患者康复功能恢复的程度，同时也是判断康复护理措施的制订和实施的效果。

评价的方法是将护理效果与原定目标相比较，以鉴定护理效果，找出新的问题。经分析可得出三种结果：①达到目标；②部分达到目标；③未能达到目标。如未达目标，应考虑下述问题：原始资料是否充足，护理问题是否确切，所定目标是否现实，所用护理措施是否有效等。评价是护理程序循环中的一步，评价后还须进一步再收集资料、修订计划，以期达到患者最佳身心状况。一般急性期每3d评价一次，慢性康复患者酌情2~4周评价一次。康复护士应及时准确记录评价的结果，及时发现存在的问题，为下一阶段制订进一步护理计划和目标做好准备。

第三节 帕金森病的康复护理

一、概述

帕金森病（Parkinson's Disease，PD）又称震颤麻痹（Paralysis Agitans），是中老年常见的神经系统变性疾病，以静止性震颤、运动减少、肌强直和体位不稳为临床特征，主要病理改变是黑质多巴胺（DA）能神经元变性和路易小体形成。而高血压、脑动脉硬化、脑炎、外伤、中毒、基底核附近肿瘤以及吩噻嗪类药物等所产生的震颤、强直等症状，称为帕金森综合征。

帕金森病的病因包括：年龄老化，环境因素和遗传因素。本病多见于中老年人，60岁以上人口的患病率高达1%，而40岁以前发病者甚少，年龄老化可能与发病有关；流行病学调查显示，长期接触杀虫剂、除草剂或某些工业化学品可能是PD发病的危险因素；本病在一些家族中呈聚集现象，有报道10%左右的PD患者有家族史，包括常染色体显性遗传或常染色体隐性遗传。

PD的国内临床诊断标准为：至少具备4个典型症状和体征（静止性震颤、少动、僵直和位置性反射障碍）中的2个；临床存在一些疾病容易与原发性PD相混淆。例如锥体束征、失用性步态障碍、小脑症状、意向性震颤、凝视麻痹、严重的自主神经功能障碍、明显的痴呆伴有轻度锥体外系症状；脑脊液中高香草酸减少，对诊断早期PD和特发性震颤、药物性帕金森综合征与PD的鉴别是有帮助的。一般而言特发性震颤有时与早期原发性PD很难鉴别，特发性震颤多表现为手和头部位置性和动作性震颤，而无少动和肌张力增高。

二、主要功能障碍

（一）运动功能障碍

1. 震颤性功能障碍。震颤是多数PD患者最常见的首发症状，常表现为静止性震颤，多数患者在活动中也有震颤，多从一侧上肢远端开始，呈现有规律的拇指对掌和手指屈曲的不自主震颤，类似"搓丸"样动作。具有静止时明显震颤，动作时减轻，入睡后消失等特征，随病程进展，震颤可逐步涉及下颌、唇、面和四肢。15%的患者在病程中可无震颤，尤其是发病年龄在70岁以上者。震颤在早期常影响患者的书写、持物、精细动作等，严重的患者丧失劳动力和生活自理能力。

2. 强直所致的功能障碍。强直引起主观上的全身僵硬和紧张，多从一侧的上肢或下肢近端开始，逐渐蔓延至远端、对侧和全身的肌肉。这也是PD患者的常见主诉，但是在患者的主诉与强直程度之间并不一定平行。强直限制了PD患者的活动程度，在早期即出现明显的笨拙，患者心理上有残疾感，后期，患者全身肌肉的僵硬成为主要问题，逐渐发展最终呈现木僵、甚至植物状态。

3. 运动迟缓。患者随意动作减少、减慢。多表现为开始的动作困难和缓慢，如行走时启动和终止均有困难。面肌强直使面部表情呆板，双眼凝视和瞬目动作减少，笑容出现和消失减慢，造成"面具脸"。手指精细动作很难完成，系裤带、鞋带很难进行；有书写时字越写越小的倾向，称为"写字过小征"。

4. 步态异常。早期走路拖步，迈步时身体前倾，行走时步距缩短，上肢协同摆动的联合动作减少或消失；晚期由坐位、卧位起立困难。迈步后碎步、往前冲、越走越快，不能立刻停步，称为"慌张步态"。

5. 姿势不稳定。PD患者逐渐发展的肌张力增高引起颈、躯干和肢体的屈曲性姿势，上臂保持在躯干的两侧，肘和腕轻度弯曲，与前冲或后冲相关的平衡缺失，患者缺乏正常的姿势反射，姿势障碍是

PD 患者的一个特征性表现，这是引起患者行走中容易跌倒的主要原因。由于在起步时患者的躯干、髋部不能协调地向前或左右摇摆而引起的"僵步现象"。

6. 冻结现象（Freezing）。它的特征是动作的起始或连续有节奏的重复性动作（如语言、书写、行走等）困难，这是引起 PD 患者运动功能障碍的一个重要问题。"冻结现象"是一个独立的表现，它不依赖于运动迟缓和强直。Nakamura 等定量分析了 PD 患者的"冻结现象"。

（二）认知功能障碍

随着疾病的进展，逐渐出现认知功能损害。具体表现为抽象思维能力下降，洞察力及判断力差，理解和概括形成能力障碍，对事物的异同缺乏比较，言语表达及接受事物能力下降，以及学习综合能力下降。视空间能力障碍是 PD 患者最常见的认知功能障碍，早期即可出现，发生率高达 93%，表现为观察问题能力及视觉记忆下降、图像记忆下降、缺乏远见、预见和计划性，结构综合能力下降，视觉分析综合能力、视觉运动协调能力和抽象空间结合技能减退；记忆障碍；智力障碍等。

（三）语言障碍

语言是一种高度复杂的讲话机制参与的活动，受人的呼吸、唇、舌、下颌运动的影响。由于 PD 肌肉的强直和协调功能异常，多数患者逐渐出现语言障碍而影响正常的生活交流。多数患者被语言问题所困惑，常出现语言混浊、缺乏语调、节奏单调等。还会出现下列症状：①音量降低，通常是较早的症状，随着时间的推移，音量严重降低至难以听见；②语调衰减，在开始讲话时音量较强，而后逐渐衰减；③单音调，声音维持在同一水平上，缺乏表情和重音变化；④音质变化，声音像气丝，发颤或高音调或嘶哑等；⑤语速快，从句子的开始到句尾吐字逐渐加速，无任何停顿；⑥难以控制的重复，无意识和难以控制的单字、词组和句子的重复；⑦模糊发音，吐字不清。

（四）精神和心理障碍

震颤和渐进的运动迟缓引起患者在社会活动中的窘迫心理；异常的步态、易跌倒、语言和发音困难等将增加患者的精神压力和严重的残疾；患者害怕将出现生活自理能力的缺失。在 PD 的长达数年的病程中，患者表现出一种较典型的人格类型。患者脑内黑质细胞进行性变性，脑内 DA 减少，势必造成患者的智能和行为改变。患者常表现出抑郁、幻觉、认知障碍、痴呆等表现。

（五）吞咽困难

PD 患者喉部肌肉运动功能障碍，导致吞咽困难，表现为不能很快吞咽，进食速度减慢，食物在口腔和喉部堆积，当进食过快时会引起噎塞和呛咳。

（六）膀胱功能障碍

膀胱功能障碍的问题很常见，尿动力学研究发现主要原因是（75% 的患者）逼尿肌的过度反射性收缩和（17% 的患者）外括约肌的功能丧失，当逼尿肌不能克服膀胱的排除阻力时，患者有类似前列腺肥大的表现，常见尿频、尿急、尿流不畅等症状。5%～10% 的男性患者有尿失禁。虽然患者有类似前列腺肥大的表现，但是做前列腺切除的效果不明显，而且术后有 20% 的患者出现尿失禁。

三、康复护理评估

（一）运动功能评定

1. 关节活动范围测量。关节活动范围（Range of Motion，ROM）是指远端骨所移动的度数，即关节的远端向着或离开近端运动，远端骨所达到的新位置与开始位置之间的夹角。关节活动范围测量远端骨所移动的度数，而不是两骨之间所构成的夹角。常用的仪器通常为：通用量角器、电子量角器、指关节测量器等。

2. 肌力评定。常采用手法肌力检查法来评估肌肉的力量。

3. 肌张力评定。多数采用 Ashworth 痉挛量表或改良 Ashworth 痉挛量表。

4. 平衡能力评定。主要分为观察法、功能性评定及平衡测试仪评定等方法。

5. 步行能力评定。分为临床分析和实验室分析两个方面，临床分析主要通过观察法和测量法，实验室分析需要借助步态分析仪。

（二）认知功能评定

应用本顿视觉形状辨别测验、线方向判断测验、人面再认测验、视觉组织测验等评估视空间能力；采用韦氏记忆量表评价患者的记忆力和智力。

（三）言语障碍评定

评定言语障碍主要是通过交流、观察、使用通用的量表以及仪器检查等方法，了解被评者有无语言障碍，判断其性质、类型及程度等。

（四）精神和心理障碍评定

1. 常用的智力测验量表。有简明精神状态检查法和韦氏智力量表。
2. 情绪评定。临床中最常见的消极情绪主要有抑郁与焦虑。
（1）常用的抑郁评定量表。Beck 抑郁问卷、自评抑郁量表、抑郁状态问卷及汉密尔顿抑郁量表。
（2）常用的焦虑评定量表。焦虑自评量表、汉密尔顿焦虑量表。

（五）吞咽困难评定

1. 反复唾液吞咽测试。患者坐位，检查者将手指放在患者的喉结及舌骨处，观察 30s 内患者吞咽次数和活动度（即观察喉结上下移动状况），正常吞咽环甲骨（喉结）可上下移动 2cm，约滑过一指距离。高龄患者 30s 内完成 3 次即可。对于患者因意识障碍或认知障碍不能听从指令的，反复唾液吞咽测试执行起来有一定的困难，这时可在口腔和咽部用棉棒冰水做冷刺激，观察吞咽的情况和吞咽启动所需要的时间。
2. 饮水试验。1982 年由佳田俊夫提出，患者坐位，像平常一样喝下 30ml 的温水，然后观察和记录饮水时间、有无呛咳、饮水状况等。

（六）膀胱功能障碍

评估患者有无尿潴留、尿失禁和尿路感染的症状和体征。

四、康复护理原则与目标

1. 康复护理原则。合理饮食、心理护理、康复训练、疾病相关知识和日常生活指导。
2. 康复护理目标。包括短期目标和长期目标。
（1）短期目标。患者能适应生活自理能力降低的状态，能采取有效地沟通方式表达自己的需要和感情，生活需要得到满足，情绪稳定，舒适感增强；能配合进行功能的康复训练，维持正常的营养供给，语言表达能力，躯体活动能力和吞咽功能逐步恢复正常。
（2）长期目标。通过实施物理疗法、作业疗法为主等综合措施，最大限度地促进功能障碍的恢复，防止废用和误用综合征，争取患者达到生活自理，回归社会。

五、康复护理措施

（一）运动功能障碍

运动锻炼的目的在于防止和推迟关节强直与肢体挛缩。根据患者的震颤、肌强直、肢体运动减少、体位不稳的程度，尽量鼓励患者自行进食穿衣，锻炼和提高平衡协调能力的技巧，做力所能及的事情，减少依赖性，增强主动运动。患者可采取自己喜爱的运动方式，如散步、慢跑、跳舞、太极拳、导引养生功、舞剑等。

1. 上肢锻炼。上肢锻炼包括触摸下颌、胸部、头向后翘、头向右转向右看和向左转向左看，右肩向下，右耳向右肩上靠，左侧重复，缓慢地大范围地旋转头部，然后换方向。下颌前伸内收均各保持5s。伸直手臂，高举过头向后，双手向后在背部扣住，往回拉，将手放在肩上，试用面部去接触肘部、双肘分开、挺胸，以上动作均各10s。手臂置于头上，肘关节弯曲，左手抓住右肘，右手抓住左肘，身体向两侧弯曲，以上每项练习3~5次。

2. 下肢锻炼。下肢锻炼包括站立，曲身弯腰向下，手扶墙。右手抓住右脚向后拉，然后左腿重复。面向墙壁站立，双腿稍分，双膝紧靠，手掌贴墙，身体前倾，感觉小腿肌肉牵拉坐在地板上，一腿伸直，另一腿弯曲，曲腿紧靠直腿股部，另一脚重复。双腿盘坐，双脚掌相对，试将膝部靠向地板，保持重复，双腿呈"V"形坐下，头靠向右腿中间和左脚，每个位置维护5~10s，以上每项练习3~5次。

3. 躯干锻炼。躯干锻炼包括双脚分开，双膝微曲，右臂前伸，向对侧交叉。平躺在地板上，一侧膝关节曲向胸部，另一侧重复。再双侧同时重复。平躺在地板上，双臂抱住双膝，缓慢地将头伸向膝关节。双手置于头下，一腿伸直。另一腿弯曲，交叉向身体的对侧，另一侧重复，腹部伸展，腿与骨盆紧贴地板，用手臂上捧，俯卧，手臂双腿同时高举。以上动作维持10s，每项练习重复3~5次。

4. 重心锻炼。先进行从坐位到立位的重心移动训练和平衡训练，在关节活动范围内让患者移动重心引起体位反射和防御反应。

5. 行走锻炼。步行时让患者思想放松，尽量迈大步。向前走时让患者抬高脚，脚跟着地，尽可能两脚分开，背部挺直，让患者摆动双臂，目视前方，并让患者抬高膝部跨过想象中的障碍物。

（二）认知功能障碍

认知功能障碍常常给患者带来许多不便，所以认知训练对患者的全面康复起着极其重要的作用。主要通过记忆力训练、注意力训练、感知力训练、解决问题能力的训练（知道报纸中的信息、排列数字、物品分类）等方法。

（三）语言障碍

1. 音量的锻炼。目的是增加吸气的频率，限制呼气时所讲出的单词的数量。正常的讲话是在中间适当的时候有停顿呼吸，而帕金森病患者对呼吸肌肉活动控制的能力降低，使得在单词之间就停顿，做频繁的呼吸，训练时要求患者，在停顿呼吸以前，必须以常规的组词方式讲完一定数量的单词。

（1）感知呼吸的动作。双手放在腹部，缓慢吸气和呼气，感觉腹部的运动，重复几次。

（2）呼气练习。吸气然后呼气，呼气时持续发元音的声音（啊、喔、鹅、欧等）并计算每次发音的持续时间，要求能平衡发音10~15s。

（3）发音感受。把手放在离嘴12cm远的地方感受讲话时的气流。用力从1数到10，在每一个数字之间呼吸。

（4）朗读字词。首先深吸气，再分别讲出下列词语的每一个字：读/一本/书，刷/牙、刀/和/叉、高兴/得/跳、幸/运、一帮/男孩，朗读词组，注意每次读说词组，注意每次读说词组前先吸气并做短暂的停顿。如：幸运、一碗汤、上床、写字等。

（5）练习呼吸控制，分节读出下列短语。到吃午饭/的时间了，在院子里/读书、我们需要/更多帮助。

2. 音词的练习。①每次发音前先吸气，然后发"啊"或"de，po"音，从轻柔逐渐调高声音至最大，重复数次"o"；②在不同声级水平上重复一些简单的词语；③连续讲下列词语两遍，每一遍音稍低，第二遍声音大而有力：安静/安静、别看/别看、走近点/走近点；④练习读句子，注意句中的疑问词、关键词等重复读"o"。

3. 清晰发音锻炼。①舌运动练习，舌头重复地伸出和缩回；舌头在两嘴角间尽快地左右移动；舌尖环绕上下唇快速做环形运动；舌头伸出尽量用舌尖触及下颌，然后松弛，重复数次；尽快准确地说出"拉－拉－拉"，"卡－卡－卡"，"卡－拉－卡"，重复数次；②唇和上下颌的练习，缓慢地反复做张嘴闭嘴动作；上下唇用力紧闭数秒钟，再松弛；尽快地张嘴和随之用力闭嘴，重复数次；尽快地说"吗－吗－吗－吗……"，休息后再重复。

（四）精神和心理障碍

PD患者早期多忧郁心理，回避人际交往，拒绝社交活动，整日沉默寡言，闷闷不乐；随着病程延长，病情进行性加重，患者丧失劳动能力，生活自理能力也逐渐下降，会产生焦虑、恐惧甚至绝望心理。护士应细心观察患者的心理反应，鼓励患者表达并注意倾听他们的心理感受，与患者讨论身体健康状况改变所造成的影响、不利于应对的因素，及时给予正确的信息和引导，使其能够接受和适应自己目前的状态并能设法改善。鼓励患者尽量维持过去的兴趣与爱好，多与他人交往；指导家属关心体贴患者，为患者创造良好的亲情氛围，减轻他们的心理压力。告诉患者本病病程长、进展缓慢、治疗周期长，而疗效的好坏常与患者精神情绪有关，鼓励他们保持良好心态。督促进食后及时清洁口腔，随身携带纸巾擦尽口角溢出的分泌物，注意保持个人卫生和着装整洁等，以尽量维护自我形象。

（五）吞咽困难

指导患者进行如鼓腮、伸舌、噘嘴、龇牙、吹吸等面肌功能训练，可以改善面部表情和吞咽困难，协调发音；进食或饮水时保持坐位或半卧位，注意力集中，并给予患者充足的时间和安静的进食环境，不催促、打扰患者进食；对于流涎过多的患者可使用吸管吸食流质；对于咀嚼能力和消化功能减退的患者应给予易消化、易咀嚼的细软、无刺激性软食或半流食，少量多餐；对于咀嚼和吞咽功能障碍者应选用稀粥、面片、蒸蛋等精细制作的小块食物或黏稠不易反流的食物，并指导患者少量分次吞咽；对于进食困难、饮水反呛的患者要及时给予鼻饲，并做好相应护理，防止经口进食引起误吸、窒息或吸入性肺炎。护士协助和指导患者进行吞咽困难相关康复训练，主要为基础训练（口腔器官运动训练、冷刺激、呼吸训练和有效咳嗽训练）、摄食训练（进食体位、食物选择、喂食方法等）。

（六）膀胱功能障碍

对于尿潴留患者可指导患者精神放松，腹部按摩、热敷以刺激排尿；膀胱充盈无法排尿时在无菌操作下给予导尿和留置导尿。尿失禁患者应注意皮肤护理，必要时留置导尿，并应注意正常排尿功能重建的训练。

六、康复护理指导

PD为慢性进行性加重的疾病，后期常死于压疮、感染、外伤等并发症，应帮助患者及家属掌握疾病相关知识和自我护理方法，帮助分析和消除不利于个人及家庭应对的各种因素，制订切实可行的护理计划并督促落实。

1. 用药指导。告知患者及家属本病需要长期或终身服药治疗，让患者了解常用的药物种类、用法、用药注意事项、疗效及不良反应的观察与处理。告诉患者长期服药过程中可能会突然出现某些症状加重或疗效减退，让患者及家属了解用药过程中的"开-关现象"以及应对方法。

2. 康复训练。鼓励患者维持和培养兴趣爱好，坚持适当的运动和体育锻炼，做力所能及的家务劳动等，可以延缓身体功能障碍的发生和发展，从而延长寿命，提高生活质量。患者应树立信心，坚持主动运动，如散步、打太极拳等，保持关节活动的最大范围；加强日常生活动作训练，进食、洗漱、穿脱衣服等应尽量自理；卧床患者协助被动活动关节和按摩肢体，预防关节僵硬和肢体挛缩。

3. 照顾者指导。本病为一种无法根治的疾病，病程长达数年或数十年，家庭成员身心疲惫，经济负担加重，容易产生无助感。医护人员应关心患者家属，倾听他们的感受，理解他们的处境，尽力帮他们解决困难、走出困境，以便给患者更好的家庭支持。照顾者应关心体贴患者，协助进食、服药和日常生活照顾；督促患者遵医嘱正确服药，防止错服、漏服；细心观察，积极预防并发症和及时识别病情变化。

4. 皮肤护理。患者因震颤和不自主运动，出汗多，易造成皮肤刺激和不舒适感，皮肤抵抗力降低，还可导致皮肤破损和继发皮肤感染，应勤洗勤换，保持皮肤卫生；中晚期患者因运动障碍，卧床时间增多，应勤翻身勤擦洗，防止局部皮肤受压和改善全身血液循环，预防压疮。

5. 安全护理。指导患者避免登高和操作高速运转的机器，不要单独使用煤气、热水器及锐利器械，防止受伤等意外；避免让患者进食带骨刺的食物和使用易碎的器皿；外出时需人陪伴，尤其是精神智能障碍者其衣服口袋内要放置写有患者姓名、住址和联系电话的"安全卡片"，或佩带手腕识别牌，以防丢失。

6. 就诊指导。定期门诊复查，动态了解血压变化和肝肾功能、血常规等指标。当患者出现发热、外伤、骨折或运动障碍、精神智能障碍加重时及时就诊。

第四节　糖尿病的康复护理

一、概述

糖尿病（Diabetes Mellitus，DM）是在遗传和环境因素相互作用下，因血中胰岛素分泌相对或绝对不足以及靶组织细胞对胰岛素敏感性降低，导致血糖过高，出现糖尿，进而引起蛋白质和脂肪代谢紊乱的一组临床综合征。

1997年美国糖尿病协会（ANA）提出修改糖尿病诊断标准为：症状（多尿、多饮、多食和体重减轻）+随机血糖≥11.1mmol/L（200mg/dl），或FPG（空腹血糖）≥7.0mmol/L（126mg/dl），或口服葡萄糖耐量试验（OGTT）中2HPG（2h血糖）≥11.1mmol/L（200mg/dl）。症状不典型者，需另一天再次证实。

二、主要功能障碍

糖尿病造成的眼、肾、心脑血管、神经、外周皮肤等组织器官的并发症，成为其致残甚至死亡的主要原因。

（一）生理功能障碍

1. 心功能障碍。糖尿病微血管病变累及心肌组织，引起心肌广泛性坏死损害，可诱发心力衰竭、心律失常、心源性休克和猝死。糖尿病大中动脉粥样病变，可引起冠心病，出现胸闷、胸痛、心悸等表现，甚至发生心肌梗死危及生命。

2. 神经功能障碍。糖尿病微血管病变可引起神经组织缺血、缺氧和营养不良。糖尿病大中动脉粥样硬化可侵犯大脑动脉，引起缺血性或出血性脑血管病。临床上可有黑矇、失语、偏盲、相应的运动和感觉障碍、意识障碍等表现，甚至危及生命。

3. 泌尿生殖功能障碍。糖尿病微血管病变和大中动脉粥样硬化均可累及肾脏，引起毛细血管间肾小球动脉硬化和肾动脉硬化。临床上出现肾功能减退，伴有高血压、水肿，最终发生氮质血症、肾衰竭。糖尿病自主神经病变可引起膀胱功能障碍，导致尿潴留并继发尿路感染。糖尿病也可引起月经失调和性功能障碍。

4. 运动功能障碍。糖尿病皮肤改变可多种多样，常见的有糖尿病性水疱病、糖尿病性皮肤病、糖尿病脂性渐进性坏死等。如果出现踝关节以下部位皮肤溃疡、肢端坏疽或感染，是致残、截肢的主要原因。晚期由于皮肤破损和感染，形成经久不愈的溃疡，深及肌腱，导致骨破坏，引起步行功能障碍。糖尿病可加速骨关节炎发生，根据临床表现分为四类，即神经病变、有软组织溃疡的皮肤病变、关节脱位、关节肿胀和畸形，影响患者的运动功能。

5. 感觉功能障碍。糖尿病大中动脉粥样硬化可引起肢体动脉硬化，以下肢病变常见，常常表现为下肢疼痛、感觉异常，严重时可导致肢端坏疽。糖尿病神经病变以周围神经病变最常见，通常呈对称性，由远至近发展，下肢病变较上肢严重，感觉功能较易受累，病情进展缓慢。

6. 视觉功能障碍。糖尿病微血管病变可以引起视网膜病变。病程超过10年，大部分患者并发不同程度的视网膜病变，轻者出现视力模糊，严重时可致失明。此外，糖尿病还可引起白内障、青光眼、黄斑病变等，导致视力障碍乃至失明。

（二）日常生活活动功能障碍

糖尿病患者可出现的全身症状有乏力、易疲劳、生活工作能力下降等。若发生眼、脑、心、肾脏、大血管和神经并发症，则可出现日常生活活动严重受限。

（三）心理功能障碍

糖尿病是一种慢性代谢性疾病，患者需终身治疗且须严格控制饮食，给患者生活带来了极大的不便，加重了医疗经济负担，使患者产生悲观情绪，失去生活乐趣，感到孤独无助。而对失明、脑梗死、截肢等严重并发症的担心，更是给患者带来了极大的精神心理负担，患者有抑郁、焦虑、消极态度，缺乏自信，不能坚持治疗。因糖尿病可引起躯体痛苦甚至残疾威胁，患者产生沮丧、恐惧心理。

（四）参与能力障碍

由于糖尿病生理功能障碍或严重的心理障碍，不同程度地影响了患者的生活质量、劳动、就业和社会交往等能力。

三、康复护理评估

（一）生理功能评估

1. 血糖及胰岛 β 细胞功能评定。通过血糖、糖化血红蛋白、尿糖、胰岛素、C－肽功能等的监测来评定糖尿病患者的病情。

（1）血糖。血糖升高是目前诊断糖尿病的主要依据，血糖测定是判断糖尿病病情和控制情况的主要指标。

（2）糖化血红蛋白A1c（GHbA1c）。红细胞在血液循环中的寿命约为120d，所以，GHbA1c测定可反映取血前4～12周血糖的总水平，成为糖尿病控制的重要监测指标之一，同时也是评价血糖控制方案的金标准。血糖控制未达到标准或治疗方案调整后，患者应每3个月检查一次。血糖控制达到标准后，应每年至少检查2次。

（3）其他检查。包括尿糖测定、胰岛素测定、C－肽功能测定、糖尿病抗体测定、血脂及水电解质检测等。

2. 糖尿病慢性病变的评定。主要包括眼部并发症、糖尿病肾病、糖尿病多发性神经病变、糖尿病足等的评定。

（1）糖尿病眼部并发症。以糖尿病视网膜病变最为常见，是主要的致盲眼病，糖尿病患者的致盲率是普通人群的25倍。糖尿病患者应定期检查眼底，通过眼底检查和荧光血管造影来评估糖尿病视网膜病变。糖尿病视网膜病变分为增殖型、非增殖型和糖尿病性黄斑水肿。非增殖型糖尿病视网膜病变为早期改变，增殖型改变是一种进展型改变，黄斑水肿可以与上述两型同时存在。如果病变已进入增殖期或非增殖性病变出现有临床意义的黄斑水肿时，应及时采取激光治疗，以使绝大多数糖尿病患者免于失明。

（2）糖尿病肾病。糖尿病肾病（Diabetic Nephropathy，DN）是糖尿病主要的并发症，也是1型糖尿病患者的主要死亡原因。尿微量蛋白（UAER）是诊断早期糖尿病肾病的重要指标，也是判断DN预后的重要指标。UAER＜20μg/min 为正常白蛋白尿期；UAER 20～200μg/min，即微量白蛋白尿期，临床诊断为早期糖尿病肾病；当UAER持续＞200μg/min 或常规尿蛋白定量＞0.5g/24h，即诊断为糖尿病肾病。

（3）糖尿病多发性神经病变。糖尿病对中枢和周围神经均可造成损害，最常见的是糖尿病多发性神经病变，其诊断必须符合下列条件：①糖尿病诊断明确；②四肢（至少双下肢）有持续性疼痛和感觉障碍；③双踇趾或至少有一踇趾的振动觉异常，用分度音叉在踇趾末关节处测3次振动觉的均值小于正常同年龄组；④双踝反射消失；⑤主侧（按利手测算）腓总神经感觉传导速度低于同年龄组正常值的1个标准差。

（4）糖尿病足。①神经病变评定，应用 Semmes－Weinstein5.07（10g）的尼龙纤维丝进行检查，将尼龙丝垂直置于皮肤表面，沿着足的周边接触，整个按压尼龙丝，问患者是否有感觉，同一点重复两次，但是至少有一次是假接触，如果患者能在每一处都准确地感受到尼龙丝，能正确地回答3个问题中的2个，那么患者的保护性感觉正常，否则示感觉异常；音叉测试双踇趾末关节处3次，3次中有2次答错，示音叉感觉缺失；②血管评估，皮肤血液灌注压的测定，如踝的血流灌注可以采用标杆试验来评估，该方法是将腿部抬高后记录超声波信号点；趾部血压和跨皮肤的氧分压测定；胫后动脉和足背动脉的脉搏触诊；下肢体位试验可以了解静脉充盈时间的长短，为下肢缺血的重要指标之一；踝肱压力指数测定（ABI）＝踝动脉收缩压/肱动脉收缩压，正常值为1.0～1.4，＜0.9提示轻度缺血，0.5～0.7为中度缺血，＜0.5为重度缺血，此时易发生下肢（趾）坏疽；③X线检查，可见肢端骨质疏松、脱钙、骨髓炎、骨质破坏、骨关节病变和动脉钙化，也可发现气性坏疽感染后肢端软组织变化，对诊断肢端坏疽有重大意义；④糖尿病足溃疡严重程度分级，根据美国Texas大学糖尿病足分级标准可分为0级～3级。0级，有足溃疡病史，无感染、缺血；1级，下肢表浅溃疡、感染；2级，下肢深及肌腱溃疡、缺血；3级，坏疽影响下肢骨、关节，感染并缺血。

3. 心理功能评定。糖尿病患者的心理改变，主要指由于疾病知识缺乏而产生的焦虑、抑郁、睡眠障碍等。可采用相应的量表测试评定，如Hamilton焦虑量表、Hamilton抑郁量表、简明精神病评定量表、症状自评量表、睡眠自测AIS量表。

（二）日常生活活动评定

糖尿病患者的日常生活活动评定可采用Barthel指数评定。

（三）生活质量评定

糖尿病患者由于慢性病发症导致生理功能和心理功能障碍，不同程度地影响生活质量和职业能力。生活质量评价是对患者进行疾病、体力、心理、情绪、日常生活及社会生活等进行综合评价。目前国际上缺乏统一的生活质量评定量表，常用的量表是诺丁汉健康评定表（Nottingham Health Profile，NHP）。

四、康复护理原则与目标

1. 康复护理原则。糖尿病患者的康复护理应遵循早期诊治、综合康复、个体化方案及持之以恒的原则。

（1）早期诊治。明确糖尿病的临床表现、并发症、诊断方法，及早选择正确的治疗方案。

（2）综合康复。糖尿病患者应进行饮食疗法、运动疗法、药物疗法、血糖监测和康复教育的全面康复护理。

（3）个体化方案。依据糖尿病的不同类型、不同并发症设计不同的康复护理方案。

（4）持之以恒。糖尿病患者的康复护理不仅局限于急性发作期，而应长期坚持改善功能。

2. 康复护理目标。分为短期目标和长期目标。

（1）短期目标。①控制血糖，纠正各种代谢紊乱，促进糖、蛋白质、脂肪代谢功能的正常化，消除临床症状；②控制病情，防治并发症，减轻各种并发症所致的功能障碍程度，降低患者的致残率和病死率；③保证育龄期妇女的正常妊娠、分娩和生育；④巩固和提高糖尿病患者的饮食治疗和药物治疗效果。

（2）长期目标。①通过糖尿病教育，使患者掌握糖尿病的防治知识、必要的自我保健能力和自我监测技能；②改善糖尿病患者的生活质量，使之正常参与社会劳动和社交活动，享有正常人的心理和体魄状态；③保证儿童、青少年的正常生长、发育；④维持糖尿病患者基本的体能和运动量，提高他们的生活和工作能力。

五、康复护理措施

迄今为止，糖尿病尚无根治方法。康复护理的任务是：①观察患者进行运动疗法期间的各种反应和效果；②协助康复医师和治疗师执行和调整糖尿病运动处方；③协调好饮食、运动、药物治疗的关系，及时反馈;④加强这类患者的皮肤保护,尤其注意对足的保护;⑤重视对糖尿病患者的心理康复,协助医生开展宣传教育。

(一) 运动治疗

1. 适应证和禁忌证。①适应证,轻度和中度的2型糖尿病患者;肥胖的2型糖尿病患者为最佳适应证;1型糖尿病患者只有在病情稳定,血糖控制良好时,方能进行适当的运动,以促进健康和正常发育;②禁忌证,急性并发症,如酮症酸中毒及高渗昏迷;并发各种急性感染;心力衰竭或心律失常;严重糖尿病肾病;严重糖尿病足;严重糖尿病视网膜病变;新近发生的血栓;空腹血糖 > 15.0mmol/L 或有严重的低血糖倾向。

2. 2型糖尿病患者的运动处方。2型糖尿病的发病与环境因素相关,如肥胖、高脂肪、高热量饮食结构、运动减少、吸烟等。此型糖尿病患者的治疗应以改善患者生活方式和运动疗法为基础,同时配合药物治疗。

(1) 运动方式。适用于糖尿病患者的运动方式是一种中等或中等偏低强度的有氧运动,或称耐力运动,通常是由机体较多肌群参与的持续性运动。这种运动对增强心血管和呼吸功能,改善血糖、血脂代谢都有显著的作用。运动方式有步行、慢跑、登楼、游泳、划船、阻力自行车、中等强度的有氧体操、适当的球类活动、太极拳。原地跑或登楼梯也是一些简单可用的运动方法。

(2) 运动量。运动量的大小由运动强度、运动时间和运动频率三个因素决定。

1) 运动强度:如果运动强度过低,只能起到安慰作用,达不到治疗效果。高强度的运动可在运动中和运动后的一段时间内增高血糖的水平,并有可能造成持续性的高血糖,因此糖尿病患者应采取中等或中等偏低强度的有氧运动。由于在有效的运动范围内,运动强度的大小与心率的快慢呈线性相关,因此常采用运动中的心率作为评定运动强度大小的指标。临床上将能获得较好的运动效果,且能确保安全运动的心率称靶心率。靶心率的确定可以通过运动试验或公式计算,即运动试验中最高心率的60%~80%作为靶心率。一般先从低强度运动,最大耗氧量(VO_2max)的40%左右开始,当患者感觉良好并能继续适应运动的情况下,可逐渐进入中等强度运动(VO_2max 的50%~60%)。中、重度肥胖者可进行中等甚至更强(VO_2max 的60%~80%)的运动。如果无条件作运动试验,最高心率可通过下列公式获得,即靶心率 = 170 - 年龄(岁)或靶心率 = 安静心率 + 安静心率 × (50%~70%)。可用心率监测仪,还可通过自测脉搏的方法来检测。一般是在停止运动后立即测10s脉搏数,然后乘以6即为1min脉率,与运动中的心率比较接近。

2) 运动时间:运动时间包括准备活动、运动训练和放松活动三部分的时间总和。达到靶心率的运动训练时间以20~30min为宜。因为运动时间过短达不到体内代谢效应,而运动时间过长,加上劳动强度过大,容易产生疲劳,诱发酮症酸中毒,加重病情。训练时间从10min开始,适应后逐渐增至30~40min,其中可穿插必要的间歇时间。在运动量一定的情况下,年轻或体力好的糖尿病患者训练强度较大时,训练时间可相应缩短,而老年糖尿病患者训练强度一般较低,可相应延长训练时间。

3) 运动频率:运动频率每天一次或每周3~4次为宜。次数过少,运动间歇超过3~4d,则运动训练的效果及运动蓄积效应将减少,已获得改善的胰岛素敏感性将会消失,这样就难以达到运动的效果,故一般认为,每周运动3~5次是最适宜的。

(3) 运动训练的实施。包括三个部分,准备活动、运动训练和放松活动。

1) 准备活动:通常包括5~10min四肢和全身缓和伸展运动,多为缓慢步行或打太极拳等低强度运动。

2) 运动训练:为达到靶心率的中等强度或略低于中等强度的有氧运动。

3) 放松活动:包括5~10min的慢走、自我按摩或其他低强度活动。合适的运动量应为运动时略感气喘但不影响对话,心率在运动后5~10min恢复到运动前水平,运动后轻松愉快,食欲和睡眠良好,即使有疲乏、肌肉酸痛,短时间后也可消失。

3. 1型糖尿病患者的运动处方。1型糖尿病一旦确诊应首先实施胰岛素治疗和饮食控制,待血糖控制良好后再实施运动疗法。

1型糖尿病患者多见于儿童和青少年，运动可促进患儿的生长发育，增强心血管功能，维持正常的运动功能。还可提高外周组织对胰岛素的敏感性，有利于血糖控制。在制定1型糖尿病患者的运动方案时，应注意儿童和青少年特点，不断变换运动的方法和内容，提高运动的兴趣性和直观性，并使运动能够长期坚持，达到促进生长发育的目的。

运动方式可根据患者的兴趣爱好及运动能力选择，如游泳、踢球、跳绳、舞蹈等娱乐性运动训练，以提高他们对运动的积极性。强度以50%~60%最高心率为宜，运动时间从20min开始，每周运动3~4次。随着运动能力的提高，逐渐增加运动时间和运动次数，做到每次运动适度，不过度劳累，以免加重病情。

4. 运动注意事项。无论何种类型糖尿病患者，运动训练时都应注意下列事项：①制定运动方案前，应对患者进行全面的检查，详细询问病史及体格检查，并进行血糖、血压、血脂、血酮、肝肾功能、心电图、运动负荷试验、胸片、关节和足等的检查；②运动训练应严格坚持个体化、循序渐进和持之以恒的原则；③运动应适量，如果运动结束后10~20min心率仍未恢复，且出现心悸、疲劳、睡眠不佳、食欲减退等症状，说明运动量过大，易发生糖尿病酮症酸中毒。如果运动后身体无发热感、无汗，脉搏无明显变化或在2min内迅速恢复，表明运动量小；④注意运动时的反应，密切监测心率、血压、心电图和自我感觉等，如有不适应及时采取措施，修改运动方案，调整运动量；⑤存在糖尿病的并发症时，尤其要重视运动可能带来的危险。如：冠心病患者发生心绞痛、心肌梗死或心律失常的危险性增高，最初应在心电图监护及医务人员的指导下进行。增殖性视网膜病变的患者发生晶状体出血的可能性增高，应避免进行剧烈运动、低头动作或闭气动作等。如果自主神经功能紊乱，可引起汗腺功能障碍，热天时运动出汗多，应注意补充水分。如果患者存在感觉异常，宜穿合适的袜子和软底运动鞋。足底有轻度破损时，应停止运动，及时处理，防止破损扩大；⑥运动前后必须要有热身运动和放松运动，以避免心脑血管事件发生和肌肉关节的损伤；⑦胰岛素注射部位应避开运动肌群，以免加快该部位的胰岛素吸收，诱发低血糖，注射部位一般选择腹部为好。运动训练的时间应选择在餐后约1~3h，必要时减少口服降糖药和胰岛素的剂量。如果患者正在接受胰岛素治疗，应避免胰岛素作用高峰期运动，防止发生低血糖。运动中应适当补充糖水或甜饮料，预防低血糖的发生。

（二）饮食疗法

饮食治疗是所有糖尿病治疗的基础，是糖尿病任何阶段预防和控制手段中不可缺少的组成部分。它按照生理需要定出总热量和均衡的营养成分，定时、定量、定餐，以促进胰岛功能的恢复。

1. 控制总热量。糖尿病饮食治疗的首要措施是控制每日的总热量。成人糖尿病患者每天每kg体重所需的热量见表7-1，标准体重可用公式：标准体重（kg）=身高（cm）-105粗略计算。

表7-1 成人糖尿病每天每kg标准体重所需热量 {单位：kj/(kg·d) [kcal/(kg·d)]}

劳动强度	消瘦	正常	肥胖
轻体力劳动	147 (35)	126 (30)	84~105 (20~25)
中体力劳动	160 (38)	147 (35)	126 (30)
重体力劳动	160~210 (38~50)	160 (38)	147 (35)

2. 营养素的热量分配。碳水化合物应占糖尿病患者的膳食总热量中50%~60%，提倡食用粗制米、面和一定量的杂粮。一般糖尿病患者（无肾病及特殊需要者）蛋白质的摄入量占膳食总热量的15%~20%，其中动物蛋白占1/3，以保证必需氨基酸的供给。脂肪的摄入量占膳食总热量的20%~25%，限制食物中的脂肪量，少食动物脂肪，尽量用植物油代替。

3. 制定食谱。三餐热量分布大概为1/5、2/5、2/5或1/3、1/3、1/3，或分成四餐为1/7、2/7、2/7、2/7，可按患者的生活习惯、病情及配合治疗的需要来调整。

4. 维生素和矿物质等微量元素的适当补给。健康状况良好且膳食多样化的糖尿病患者很少发生维生素和矿物质等微量元素的缺乏。高纤维素饮食可吸附胆固醇，延缓葡萄糖在肠道的吸收，降低餐后血糖，缓解或减轻胰岛素抵抗，增加胰岛素敏感性，并具有降脂减肥作用。因此提倡糖尿病患者食用荞麦、燕麦、玉米、豆类、海藻类、绿色蔬菜等高纤维素食物。

5. 限盐和忌酒。糖尿病患者每日的摄盐量不应超过7g，伴有肾病者应小于6g，有高血压者应小于3g。糖尿病患者应忌酒，饮酒可以干扰血糖控制和饮食计划的执行，而且大量饮酒还可诱发酮症酸中毒发生。

（三）药物治疗

糖尿病的药物治疗主要指口服降糖药物和胰岛素的应用等。

（四）血糖监测

血糖监测是糖尿病管理中的重要组成部分。坚持长期监测对了解病情，掌握控制治疗的主动权，预防或延缓并发症非常重要。近年来糖尿病患者管理方法的主要进展之一是自我血糖监测，为医护人员和糖尿病患者提供了调整治疗方案的依据。监测频率取决于治疗方法、治疗目标、病情和个人的经济条件，监测的基本形式是患者的自我血糖监测。应定期到医院接受医生检查，每2~3个月复查HbA1c，每年1~2次全面复查，了解血脂、心、肾、眼底和神经功能等情况，以便尽早发现并发症。平时做好自我监测，包括血糖、尿糖、血压及足部等。

（五）康复教育

康复教育是贯穿糖尿病治疗始终的一项重要措施。糖尿病患者及其家属必须接受康复教育，与医护人员密切配合，自己管理自己，长期自觉地执行康复治疗方案，才能取得良好的治疗效果。医护人员可组织各种类型的糖尿病患者学习班，如安排患者集体讨论、交流经验、讲解糖尿病的基础知识。可在集体辅导的基础上开展个别咨询工作。康复教育的目的是使患者了解糖尿病的基本知识，认清并发症的危害，积极应用饮食控制和运动疗法，达到理想体重，少用甚至不用降糖药。血糖控制良好，可延缓和减轻糖尿病慢性并发症。

（六）心理康复

加强护患沟通，及时讲解糖尿病基本知识、治疗的价值，以解除焦虑、紧张心理，提高治疗的依从性。与患者家属共同商讨制订饮食、运动计划，鼓励亲属和朋友多给予亲情和温暖，使其获得感情上的支持。鼓励患者参加各种糖尿病病友团体活动，增加战胜疾病的信心。

常用的方法有：①精神分析法，通过与患者进行有计划、有目的的交谈，帮助患者对糖尿病有完整的认识，建立战胜疾病的信心；②生物反馈疗法，借助肌电或血压等反馈训练，放松肌肉，消除紧张情绪，间接控制血糖；③音乐疗法，通过欣赏轻松、愉快的音乐，消除烦恼和心理障碍；④其他，举办形式多样的糖尿病教育、生活指导座谈会和观光旅游等活动，帮助患者消除心理障碍。

（七）糖尿病并发症的康复护理

1. 糖尿病足的康复护理。糖尿病足指与下肢远端神经异常和不同程度的周围血管病变相关的足部感染、溃疡和（或）深层组织破坏。其高危因素是：①有溃疡或截肢史；②伴保护性感觉受损的周围神经病变；③非神经病变的足部生物力学改变；④包括足部压力增加的证据（如皮肤红斑，胼胝下出血）和骨骼变形；⑤周围血管病变（足背动脉搏动减弱或消失）；⑥严重的趾甲病变和足畸形；⑦振动感觉受损；⑧跟腱反射阙如；⑨不适当的鞋袜和缺乏教育。糖尿病足一般采取综合康复护理措施。

（1）减轻足部的压力。①使用治疗性鞋袜，糖尿病患者穿的鞋柔软舒适，鞋尖有足够的空间让足趾活动，鞋内避免有粗糙的接线和缝口。根据足畸形和患者的活动水平设计开放型运动鞋或特制的矫正鞋。如足前部损伤时，可采用只允许足后部步行的装置减轻负荷，即"半鞋"和"足跟开放鞋"；②全接触式支具或特殊的支具靴，可以把足装入固定型全接触模型，减轻溃疡部分压力；③拐杖和轮椅的应用。

（2）运动治疗。①患者可做患肢伸直抬高运动、踝关节的伸屈运动、足趾的背伸跖屈运动等；②足部保护性感觉丧失的患者可推荐的运动有游泳、骑自行车、划船、坐式运动及手臂的锻炼；③禁忌长时间行走、跑步和爬楼梯。

（3）局部治疗。①用锐器清创和用酶或化学清创；②敷料包扎；③局部用药和皮肤移植等；④足深部感染时，需住院治疗，包括应用广谱抗生素，控制好血糖后切开排脓、施行截肢术等。

（4）物理治疗。糖尿病足溃疡的物理治疗主要用于控制感染，增加血供和促进溃疡面肉芽组织生长。常采用的方法有按摩、运动疗法、超短波、红外线、He-Ne激光、气血循环仪、旋涡浴及高压氧治疗。值得注意的是，上述物理治疗可根据患者溃疡分级选择应用。糖尿病足0级时，可指导患者掌握按摩手法，鼓励患者进行适宜运动。1~3级时，可选用无热量超短波及紫外线控制感染、促进溃疡愈合。2~3级时，可加用气血循环仪和旋涡浴治疗。新鲜创面可运用红外线，He-Ne激光和高压氧可促进肉芽生长。

（5）作业治疗。作业治疗可以改善糖尿病足患者的步行功能，提高患者日常生活活动能力。具体的方法包括ADL训练、矫形器具的正确使用和穿戴、假足步行训练、适合患者的职业训练、拐杖和轮椅操作技能训练等。

（6）心理治疗。糖尿病足溃疡经久不愈以及对步行功能的影响，影响了患者的工作、生活和社会交往，加之对截肢恐惧，心理负担加重。适时的心理治疗不仅可以帮助患者树立战胜疾病的信心，同时可以增加疗效。

（7）其他治疗。包括控制血糖、抗感染、营养支持及更换创面敷料等，晚期可考虑血管重建、皮肤移植等，上述治疗无效而且严重缺血坏死的肢体可以考虑截肢。

2. 其他并发症的康复护理。①糖尿病冠心病的康复护理：参照冠心病的康复护理措施；②糖尿病周围神经病变和脑血管病变：参照神经病变和脑血管病变的康复护理措施；③糖尿病并发白内障、青光眼：可行手术治疗；④糖尿病肾病：如导致肾功能障碍主要依靠透析治疗；⑤糖尿病视网膜病变：视力残疾可采用超短波疗法、直流电离子导入疗法、助行器具的使用及家庭和环境适应性作业训练等。

六、康复护理指导

1. 用药指导。常用口服降糖药物有磺脲类、非磺脲类胰岛素促泌剂、双胍类、葡萄糖苷酶抑制剂、胰岛素增敏剂。患者可根据病情选用一种或两种药物联合治疗。护士应指导患者掌握口服降糖药的应用方法和不良反应的观察。对于使用胰岛素的患者，护士应向患者详细讲解胰岛素的名称、剂量、给药的方法和时间，掌握正确的注射方法、不良反应的观察和低血糖反应的处理。

2. 饮食指导。指导患者掌握并执行饮食治疗的具体要求和措施。为患者准备一份常用食物营养素含量表和替换表，使之学会自我饮食调节。

3. 运动指导。使患者了解运动治疗的重要性，掌握运动治疗的具体方法和注意事项。运动时随身携带病情卡片和甜食，以备急需。如果出现头晕、心悸等症状，应立即终止运动。

4. 自我监测的指导。指导患者学习监测血糖、血压、体重指数，了解糖尿病的控制目标。一般每2~3月复诊GHbA1c。如原有血脂异常，每1~2个月监测1次，原无异常每6~12个月监测1次。体重每1~3个月监测1次，以便了解疾病控制情况，及时调整用药剂量。每3~12个月门诊定期复查，每年全身检查1次，以便尽早防治慢性并发症。

5. 并发症预防指导。患者应注意个人卫生，养成良好的卫生习惯。规律生活，戒烟戒酒，熟悉酮症酸中毒及高渗性昏迷等并发症的诱因、主要临床表现及应急处理措施。指导患者掌握糖尿病足的预防和护理知识。

6. 心理指导。说明精神压力和情绪对疾病的影响，指导患者正确处理疾病所致的生活压力，解除患者和家属的思想负担，树立战胜糖尿病的信心。

第五节 骨质疏松的康复护理

一、概述

(一) 分类

骨质疏松系骨代谢障碍的一种全身性骨骼疾病,依据病因可分为原发性骨质疏松(Primary Osteoporosis)、继发性骨质疏松(Secondary Osteoporosis)和特发性骨质疏松(Idiopathic Osteoporosis)。

1. 原发性骨质疏松。又分为:①妇女绝经后骨质疏松症(Postmenopausal Osteoporosis,Ⅰ型骨质疏松),一般发生在妇女绝经后5~10年内;②老年性骨质疏松症(Senile Osteoporosis,Ⅱ型骨质疏松),指70岁后的老人发生的骨质疏松;女性的发病率为男性的2倍以上。前者主要与绝经后雌激素不足有关,后者主要与衰老改变有关。

2. 继发性骨质疏松。它是由某些疾病或药物病理性损害骨代谢所诱发的骨质疏松,如代谢性疾病、内分泌疾病、结缔组织疾病和影响骨代谢的药物等引起的骨质疏松,可由一种致病因素或多种致病因素引起。继发性骨质疏松的常见原因有内分泌性代谢疾病、骨髓疾病、结缔组织疾病、营养因素、药物因素、失用性因素等。

3. 特发性骨质疏松症。主要见于14岁青少年,无明确的原因,与遗传关系密切。此外,妇女在妊娠期和授乳期钙常摄取不足,骨钙可流失8%~10%,因而易发生骨质疏松。

(二) 诊断要点

骨强度反映了骨骼的两个主要方面,即骨矿密度和骨质量,目前尚缺乏直接测量骨强度的手段。用于评估骨质疏松症的指标是:发生了脆性骨折和(或)骨密度低下。

1. 脆性骨折。是骨强度下降的最终体现,有过脆性骨折即可诊断为骨质疏松症。

2. 骨密度测定(BMD)。仅能反映大约70%的骨强度。BMD是目前诊断骨质疏松症、预测骨质疏松性骨折风险、监测自然病程以及评价药物干预疗效的最佳定量指标。

(1) 双能X线吸收法(DXA)。世界卫生组织(WHO)推荐的诊断骨质疏松的标准:①骨密度值低于同性别、同种族健康成人骨峰值不足1个标准差属正常;②降低1.0~2.5个标准差之间为骨量低下(骨量减少);③降低程度等于或大于2.5个标准差为骨质疏松;④骨密度降低程度符合骨质疏松症诊断标准同时伴有一处或多处骨折时为严重骨质疏松。用T-score(T值)表示,即T值>-1.0为正常;-2.5≤T值<-1.0为骨量减少;T值≤-2.5为骨质疏松。常用的测量部位是腰椎$_{1-4}$(L_1~L_4)和股骨颈,DXA测定骨密度要严格按照质量控制要求。

(2) 定量超声测定法(QUS)。QUS经济、方便,适用于筛查,尤其适用于妇女和儿童,在诊断骨质疏松症及预测骨折风险时有参考价值。

(3) X线摄片法。X线摄片法是对骨质疏松症所致骨折进行定性和定位诊断的一种比较好的方法。常用的摄片部位包括椎体、髋部、腕部、掌根、跟骨和管状骨。由于该法诊断骨质疏松症的敏感性和准确性较低,只有当骨量下降30%才可以在X线摄片中显现出来,故对早期诊断的意义不大。

(4) 实验室检查。包括血、尿常规,肝、肾功能,血糖、钙、磷、碱性磷酸酶、性激素和甲状旁腺激素等。此外,还有骨转化指标:①骨形成指标,血清碱性磷酸酶(ALP)、骨钙素(OC)、骨源性碱性磷酸酶(BALP)、Ⅰ型前胶原C端肽(PICP)、N端肽;②骨吸收指标,空腹2h尿钙/肌酐比值,或血浆抗酒石酸酸性磷酸酶(TPACP)及Ⅰ型胶原C端肽(S-CTX),尿吡啶啉(Pyr)和脱氧吡啶啉(d-Pyr),尿Ⅰ型胶原C端肽(U-CTX)和N端肽(U-NTX)。

二、主要功能障碍

1. 疼痛。患者可有腰背酸痛或周身疼痛,负荷增加时疼痛加重或活动受限,严重时翻身、起立、坐及行走都有困难，腰背痛是骨质疏松症最常见的症状。初起时的腰部疼痛只在活动时出现，稍微休息即可缓解。随着时间的推移，骨质疏松程度加重，将出现持续的腰背部疼痛，虽经休息也容易缓解，有时还伴有多处骨关节痛、软组织抽搐痛或神经放射样痛。在腰背部疼痛的情况下，如果再长时间地保持某一种姿态不变如久站、久坐等都可促使疼痛加重，在用力或持拿重物时可以诱发疼痛加重。若伴有骨折（无论有明显外伤或不明显外伤史），原有的持续疼痛症状会有所加重。

2. 骨折。脆性骨折是指轻度外伤或日常活动后发生的骨折。发生脆性骨折的常见部位为肋骨、腰椎、髋部、桡、尺骨远端和股骨的近端。①髋部骨折以老年性骨质疏松症患者多见，通常于摔倒或挤压后发生；②腰和胸椎压缩性骨折常导致胸廓畸形；后者可出现胸闷、气短、呼吸困难，甚至发绀等表现，易并发肺部感染；③脊柱压缩性骨折多见于绝经后骨质疏松症患者。

3. 脊柱变形。骨质疏松严重者，可有身高缩短和驼背。这是骨质疏松症的又一主要症状，人体的脊椎椎体本来是松质骨。很容易因骨质疏松而改变，当骨质疏松患者的内分泌紊乱，骨代谢异常，钙的大量丢失，骨小梁萎缩，骨量减少，导致骨结构松散，骨强度减弱等种种因素，使脊椎的承重能力减退的情况下，即使承受本身体重的重力，也可使椎体逐渐变形，若在椎体前方压缩，即呈楔形变形。特别在胸$_{11}$到腰$_3$。由于这些节活动度大，其承受重力也相应地多于别的椎体，多个椎体变形后，脊柱随之前倾，腰椎生理前凸消失，出现了驼背畸形，若驼背畸形继续发展则腰背疼痛症状会日益加重。

由于年龄增加和活动量少等因素，身体各组织、器官会出现退行性变性，椎体间软组织的退行性变性使椎体间的间隙变窄，因骨质疏松引起骨结构松散，强度减弱，原有呈立柱状的椎体，每个约高2cm，受压变扁后，每个椎体可以减少1~3mm，24节椎体的缩减和椎体间隙变窄，使人体的身高可以缩短约几个厘米，甚至更多。随着年龄的增长，骨质疏松程度加重，驼背曲度加大，增加了下肢各关节的负重，出现了多关节的疼痛，尤其是膝关节的周围软组织紧张、痉挛，膝关节不能完全伸展，疼痛更加严重。

三、康复护理评估

（一）危险因素

1. 年龄、性别、遗传。据研究表明，女性绝经期后多见，男性则65岁以后发病较多。遗传因素也是本病的重要危险因素。遗传因素决定个人的峰值骨量和骨骼大小，峰值骨量越高，骨骼越重，到老年发生骨质疏松的危险性就越小。一般认为，体型瘦小的人，峰值骨量也低于正常人，发生骨质疏松症的危险性明显高于其他体型的人；不同人种的发病率也不相同，骨质疏松症多见白种人，其次为黄种人，黑人较少；家族中患本病较多者，本人患此病的危险性明显增高。

2. 内分泌影响。老年人由于性功能下降，抑制骨吸收和促进骨形成的性激素水平明显降低，尤其是绝经后的女性。

3. 营养。老年人由于牙齿脱落及消化功能降低，进食少，多有营养缺乏，使蛋白质、钙、磷、维生素及微量元素摄入不足。

4. 活动。老年人户外运动减少，缺少阳光照射，尤其是长期卧床的老年人，骨骼缺乏负重及肌活动等刺激，使成骨细胞缺乏足够机械应力刺激，活性降低，而破骨细胞的活性增高，导致骨质脱钙，造成失用性骨质疏松。

5. 药物因素。长期使用类固醇激素、甲状腺素、肝素等，均可影响钙的吸收，尿钙排泄增加，促进骨量丢失。

（二）健康史

询问老年人日常饮食结构；运动及体力活动；有无腰痛及疼痛的性质；有无骨折，既往有无长期服用某些药物的情况。

四、康复护理原则与目标

1. 康复护理原则。减轻或消除患者的焦虑，减轻疼痛，做好疾病的预防工作，积极对症处理临床症状，降低骨折的发生率。

2. 康复护理目标。①短期目标，防治骨折，减少并发症，降低病死率；②长期目标，提高疾病的康复水平，改善生存质量。

五、康复护理措施

（一）预防骨折的发生

骨折是骨质疏松症最严重的并发症。降低骨折发生率是康复护理的最重要和最终的目的。

1. 药物预防。对具高危的人群，包括轻微或无暴力的骨折，尤其亦存在骨质疏松的其他危险因素时，应给予药物防治。

（1）钙剂与维生素 D。①维生素 D，维生素 D_2 或 D_3，400～800IU（25～40μg）/d；②骨化三醇 $[1,25(OH)_2D_3]$，0.25～0.5μg/d。

（2）降钙素（CT）。抑制骨吸收，减慢骨量丢失，增强骨强度，降低骨折发生率，具有镇痛作用。①密盖息注射剂（鲑鱼降钙素 SCT），50～100IU，肌内注射，或皮下注射，每日或隔日 1 次，或每周注 2 次；②密盖息鼻吸剂，200IU/滴，每日或隔日 1 次，或使用 3 个月停 3 个月，依从性好，不良反应小，可连续使用数年；③益钙宁注射剂（ECT，鳗鱼降钙素），20IU/次，肌内注射，每周 1 次，疗效较密盖息差。

（3）二磷酸盐。抑制破骨细胞。①阿仑磷酸盐（福善美），10mg/d 或 70mg/周，空腹晨服，立位或坐位，半小时内不进食；②利塞膦酸钠，5mg/d，同上。

（4）选择性雌激素受体调节剂（SERM）。雷诺昔芬：60mg/d。

（5）促进骨形成药物。骨转换低者用。①依普黄酮，600mg/d；②氟化钙类如特乐定、氟钙定。

（6）性激素替代疗法（HRT）。可延缓或防止骨量丢失。①尼尔雌醇（戊炔雌三醇），1～2mg，每 2 周 1 次；②联合用甲羟孕酮，6～10mg/d，每 3～6 个月用 7～10d；③替勃龙（甲异炔诺酮），1.25～2.5mg/d。

2. 有骨折者。应给予牵引、固定、复位或手术治疗 骨折患者要尽量避免卧床、多活动，及时给予被动活动，以减少制动或失用所致的骨质疏松。

3. 锻炼要适当。任何过量、不适当活动或轻微损伤均可引起骨折。

（二）运动治疗

运动是防治骨疏松症最有效和最基本的方法。1989 年 WHO 明确提出防治骨质疏松症的三大原则是补钙、运动疗法和饮食调节。运动要量力而行，循序渐进，持之以恒。应设计个人的运动处方。如患者正处于疼痛期，应先止痛及向有关医务人员咨询，方可做运动。

1. 增加肌力和耐力的方法。①握力锻炼或上肢外展等长收缩，用于防治肱、桡骨的骨质疏松；②下肢后伸等长运动，用于防治股骨近端的骨质疏松；③防治胸腰椎的骨质疏松，可采用躯干伸肌等长运动训练，即在站位或俯卧位下进行躯干伸肌群、臀大肌与腰部伸肌群的肌力增强运动，每次 10～30min，每周 3 次。

2. 有氧运动。以慢跑和步行为主要方法，每日慢跑或步行 2 000～5 000m，防治下肢及脊柱的骨质疏松。

3. 改善平衡能力。增加平衡，预防摔倒。

（1）下肢肌力训练。①坐位，足踝屈伸；②坐位，轮流伸膝；③扶持立位，轮流向前提腿 45°（膝保持伸直）；④从坐位立起；⑤立位，原地高提腿踏步。

（2）平衡能力训练。①立位，摆臂运动；②立位，侧体运动；③立位，转体运动。

（3）步行训练。在平地上步行，每日多次，每次 50～100m，逐渐增加距离，重点在锻炼步行稳定性和耐力，适当矫正步态，不要求走得快。

（4）练习太极拳。临床观察及研究已证实练习太极拳，有助于改善平衡功能，减少摔倒。根据体能情况练习全套，或只练习几节基本动作。

（5）健足按摩。①按摩足底涌泉穴，早晚各做一次，以擦热为度；②按摩小腿足三里穴，每天2～3次，每次5～10min（自我按摩或由他人按摩）。

（三）物理因子治疗

1. 消炎止痛功效的物理因子。如低频及中频电疗法、电磁波及磁疗法、按摩疗法等。
2. 促进骨折愈合类的物理因子。可采用温热疗法、光疗法、超声波疗法、离子导入疗法及磁疗法。

（四）继发骨折的康复护理

1. 脊柱压缩性骨折。静卧期间可进行床上维持和强化肌力训练，主要进行腰背肌、臀肌、腹肌的等长运动训练，3～4周后逐渐进行坐位、站立位的上述肌肉肌力和耐力训练。应坚持早期和以躯干肌等长训练为主的原则，禁止屈曲运动以免引起椎体压缩性骨折，卧位坐起时应保持躯干在伸直位，经侧卧位坐起，或戴腰围后坐起，以防屈曲躯干而加重疼痛或加重椎体压缩。
2. 全髋关节置换术后的康复护理。分为术前（下肢程序训练，术前一周停止吸烟，深呼吸及腹式呼吸运动等）、术后（急性治疗期训练、早期柔韧性及肌力强化训练、后期恢复训练等）。

六、康复护理指导

（一）用药指导

补钙及维生素D时，注意复查血钙和尿钙，以免产生高钙血症和高尿钙症，以致发生尿路结石，若尿钙>300mg/d和尿钙/尿肌酐比值>0.3时，应暂停服用。长期雌激素替代治疗，要密切衡量其利弊，因可能增加乳癌及子宫内膜癌的发生率，应定期妇科及乳腺检查，并应注意防止血栓栓塞症发生的危险，由于有如此的危险性，现已较少应用此疗法。二磷酸盐治疗期间注意服药方法，防止药物对上消化道损伤。

（二）饮食调理

骨质疏松症患者的饮食需均衡，适量进食蛋白质及含钙丰富的食物、蔬菜和含有丰富维生素C的水果，如牛奶、鱼、豆制品；橙、柑、奇异果为佳，减少钠盐摄入及少吃腌制食物，如榨菜、腊味食品、罐头食品等，可减少钙质流失。

（三）保持正确姿势

保持良好的姿势，如正确的卧位和坐位姿势：卧位时用硬床垫和较低的枕头尽量使背部肌肉保持挺直，站立时肩膀要向后伸展，挺直腰部并收腹；坐位时应双足触地，挺腰收颈，椅高及膝；站立时有意识地把脊背挺直，收缩腹肌增加腹压，使臀大肌收缩，做吸气的动作，使胸廓扩展，伸展背部肌肉；其次是面向前方，收回下颚，双肩落下。尽量做到读书或工作时不向前弯腰，尽可能地避免持重物走路。

（四）安全措施

跌倒是患者骨折及软组织创伤的主要因素，因此要注意家居安全。家里有充足的光线，地面要保持干燥，无障碍物，地毯要固定。患者的鞋需防滑，鞋底有坑纹、平而富于弹性，对站立不稳的患者，应配置合适的步行器。

（五）强调三级预防

1. 一级预防。从青少年开始，注意合理的饮食，适当的体育锻炼，养成健康的生活方式，如注意合理营养应多食蛋白质及含钙丰富的食物，如牛奶、豆制品、蔬菜及水果。钙是提高骨峰值和防治骨质疏松症的重要营养素，WHO指出钙剂是骨质疏松症的膳食补充剂，补钙是预防骨质疏松症的基本措施，我国营养学会制定：成人每日元素钙摄入推荐量是800mg。避免嗜烟和酗酒，少喝咖啡和碳酸饮料。对骨质疏松症的高危人群，要重点随访。防治影响骨代谢疾病，限制影响骨代谢药物的应用等。

2. 二级预防。对绝经后的妇女,应及早地采取对策,积极防治与骨质疏松症有关的疾病,如糖尿病、甲状腺功能亢进症、慢性肾炎、甲状旁腺功能亢进症等。

3. 三级预防。对已患有骨质疏松症的患者,应预防不恰当的用力和跌倒,对骨折者要及时进行处理。

第六节 类风湿关节炎的康复护理

一、概述

类风湿关节炎在结缔组织病中处于第二位,是对关节功能破坏性最强的疾病之一;是一种主要侵及关节,以慢性、对称性、周围性多关节炎性病变为主要特征的全身性自身免疫性疾病。临床表现为受累关节疼痛、肿胀、功能下降,严重者出现关节畸形和功能障碍。病变呈持续、反复发作过程,60%~70%的患者在活动期血清中出现类风湿因子。

类风湿关节炎分布于世界各地,人群患病率约为1%,但各个国家和地区的患病率不同。我国的患病率为0.32%~0.36%,较欧美国家白人的患病率(1%)低,北美的印第安人发病率则较高(5%左右)。任何年龄均可发病,以35~50岁为发病高峰。女性高于男性约3倍,但口服避孕药者发病率降低。虽然尚无证据表明气候、海拔高度及地理位置对其发病有影响,但西方城市居民群体中所患本病病情较为严重且致残率较高。本病也是造成我国人群丧失劳动力和致残的主要病因之一。

二、病因和发病机制

(一)病因

类风湿关节炎是一自身免疫性疾病,确切的病因尚无定论,可能与遗传和外界环境因素有关。

1. 感染。虽然目前尚未证实有导致本病的直接感染因子,但临床及实验研究资料均表明一些细菌、支原体、疱疹病毒EB、原虫等的感染与类风湿关节炎关系密切。一般认为微生物感染可能是引起发病或触发免疫反应的因素,在某些易感或有遗传素质的人中引起发病。

2. 遗传因素。本病有遗传倾向,如类风湿关节炎的一级亲属患病率比正常人群增加16倍,同卵双胞胎共同患病机会为15%~30%,而异卵双胞胎仅为5%左右。类风湿关节炎是一个多基因的疾病,与白细胞抗原HLA-DRW4表型密切相关,如高加索人患者HLA-DRW4阳性率为50%~75%,高于正常人群的20%~25%。

3. 其他因素。代谢障碍、营养不良、受教育水平、环境因素、职业及心理社会等因素可能在其发病中起一定作用,但其确切机制尚不清楚。寒冷、潮湿可能作为本病的诱发因素。类风湿关节炎女性多于男性、更年期妇女患病率达高峰;女性患者妊娠期病情可缓解,提示类风湿关节炎与内分泌有关。身体和心理应激可能与本病复发或病情恶化有关。近来发现吸烟和饮用咖啡可增加本病的发病率。受教育程度较低的妇女中本病发病率及病死率均较高。

(二)发病机制

尽管类风湿关节炎的病因尚不清楚,目前一般认为类风湿关节炎是一种自身免疫性疾病,其发生及病程迁延是病原体和遗传基因相互作用的结果。其机制可能为:某些环境因素(如病毒或反转录病毒)作用于具有遗传素质的个体,引起以关节炎症改变为主的病变过程。其特征改变为持续性细胞免疫活性增强、自身免疫紊乱及免疫复合物出现在关节及关节外病变部位等。

当细菌、病毒、支原体等进入人体后,在某些诱因(潮湿、寒冷、创伤等)的作用下,侵及滑膜和淋巴细胞。当抑制性T细胞功能低下时,导致有遗传素质和易感基因个体的B细胞增殖与活化,诱发正常的IgG发生变性,而B细胞再以变性IgG作为抗原刺激滑膜和淋巴结等的浆细胞,产生抗变性

IgG 的抗体（IgG、IgM 甚至 IgA、IgE 型），即类风湿因子。类风湿因子主要沉积于滑膜绒毛等结缔组织内。IgG 或 IgM 型类风湿因子与变性 IgG 形成免疫复合物，该免疫复合物可沉积于关节、血管和胸膜；同时可进一步激活补体，释放趋化因子，吸引大量中性粒细胞等进入关节滑膜组织和滑液内，并在吞噬过程中释放出溶酶体颗粒，导致关节滑膜组织发生炎症反应，且使软骨和骨破坏加重。

类风湿关节炎的关节病变特点为，伴有炎症细胞及炎症介质参与的慢性炎症病变。局部浸润并已活化了的炎症细胞可分泌细胞因子，如活化了的巨噬细胞能分泌白介素 1（IL-1）、IL-6、肿瘤坏死因子（TNF）和集落刺激因子（CSF），活化了的淋巴细胞则分泌 IL-2、IL-3、IL-4、α-干扰素等。细胞因子一方面使活化了的巨噬细胞、淋巴细胞持续被活化，造成慢性病程。另一方面也产生很多临床表现，如 IL-1 可促使前列腺素代谢、引起炎症变化；促进胶原酶产生，造成关节破坏、骨和软骨的吸收；使肝细胞合成急性期蛋白，导致发热；促使某些细胞因子（如 IL-6）等的分泌，加重类风湿关节炎炎症和关节破坏。

三、病理

（一）滑膜炎

滑膜炎是类风湿关节炎的基本病理改变。疾病早期，由于炎症介质、细胞因子、蛋白水解酶等的作用，可导致滑膜下层血管充血，内皮细胞肿胀，间质水肿和中性粒细胞、多形核细胞和淋巴细胞等浸润。晚期，滑膜增厚，并形成许多绒毛样突起，伸入关节腔内，亦可侵入到软骨和软骨下的骨质。在小血管周围的滤泡内，浆细胞、巨噬细胞及淋巴细胞等形成结节状血管翳。血管翳持续增长扩张，覆盖于软骨面，阻断软骨与滑液的接触，影响软骨的营养摄取。血管翳中免疫活性细胞释放炎症介质及蛋白水解酶、胶原酶等，对关节软骨、软骨下骨、韧带、肌腱等组织进行侵蚀，引起关节软骨破坏，软骨下骨溶解、关节囊破坏松弛、关节脱位、关节融合以致骨化，是最终造成关节破坏、关节畸形、功能障碍的病理基础。

（二）血管炎

类风湿关节炎为一全身性结缔组织病，其病变可发生于全身任何含结缔组织的组织和器官。①血管炎可发生在患者关节外的任何组织，可有多种形式。血管炎时可引起相应器官或系统功能障碍、甚至衰竭。这些病理改变一般出现于疾病晚期，有时可危及患者生命；②类风湿结节是血管炎的一种表现，结节中心部是纤维素样坏死组织，周围有上皮细胞浸润，排列成环状，外被以肉芽组织。常见于关节伸侧受压的皮下组织，但也可见于肺、胸膜、心包、心肌等内脏深部。小血管炎与其形成关系密切。

四、护理评估

（一）健康史

在询问类风湿关节炎患者的健康史时，应重点注意收集与类风湿关节炎有关的危险因素和病因因素。由于类风湿关节炎多发生于青年女性，因而应注意患者的性别和年龄；询问患者家族中有无同类疾病患者，是否存在遗传因素；了解患者有无细菌、病毒或支原体感染，以及有无某些诱发因素，如潮湿、寒冷或创伤等；询问女性患者是否服用避孕药；了解患者的应对能力，及近期是否有应激事件的发生。

（二）临床表现

大部分患者（55%~65%）以缓慢而隐匿起病，在出现明显的关节症状前可有低热、乏力、全身不适、体重下降、纳差等症状。少数（8%~15%）则起病较急剧，在数天内出现多个关节的症状。有时患者能精确指出其出现症状的具体时间或活动过程。15%~20% 的患者的发病介于二者之间，症状可能在数周内出现。此类患者较易出现全身症状。

尽管目前尚无科学证据证实类风湿关节炎的发病有明显诱因，临床观察却表明：类风湿关节炎一般在冬季发病较为多见，对北半球类风湿关节炎发病的研究表明，类风湿关节炎在十月份至三月份的发病率约为其他六个月的2倍；有些患者主诉其发病前有应激史，如感染、工作压力、强体力活动、手术、分娩等；抑郁或焦虑也可诱发或加重病情。类风湿关节炎的临床表现，可分类为早期或晚期表现、关节及关节外表现，见表7-2。

表7-2 类风湿关节炎患者的主要特征表现

分类	关节	全身
早期表现	炎症	低热
		疲乏
		虚弱
		厌食
		感觉异常
晚期表现	畸形（如天鹅颈样、尺侧偏斜等）	骨质疏松症
		重度疲乏
	中、重度疼痛及晨僵	贫血
		体重减低
		皮下结节
		周围神经病
		血管炎
		心包炎
		肺纤维性病变
		Sjogren综合征
		肾脏病变

1. 早期表现。可为关节表现或关节外表现。有些患者可表现为全身不适、疲乏无力、僵硬、食欲不振、手部肿胀、弥漫性肌肉骨骼疼痛、体重下降（约1kg），及持续性低热等，关节表现可出现较晚。腱鞘受累较早时，可早期出现关节周围结构的改变。在对病情作回顾性分析时，患者往往可发现早期即有单个关节受累，随之发展为对称性和多关节累及。有时晨僵可出现于关节疼痛之前，这是由于睡眠过程中关节腔过多积液所致。

2. 晚期表现。晚期常表现中或重度体重下降、发热及重度疲乏。随着疾病的进展，可出现各种关节畸形、功能障碍、关节外的其他全身表现。

3. 关节表现。类风湿关节炎典型的关节表现为多关节、对称性损害，且随着病情的进展，受累关节逐渐增多。最常侵犯的关节为腕、近端指间关节、掌指关节，其次是跖趾关节、膝、踝、肘、肩、跗骨间等关节。一般大关节受侵犯时无症状期较短，小关节病变的无症状期长。患者主诉关节肿胀、僵硬、局部发热、压痛及疼痛。若炎症持续存在可引起关节自身结构及其周围的支持性结构，如肌腱、韧带和肌肉受损。

病情早期评估时，可发现手的近端指间关节、掌指关节最先被侵犯。受累关节可出现轻度发红、局部发热、僵硬、肿胀、压痛或疼痛，这些表现在触诊时更明显。

关节畸形可见于晚期患者的关节表现，骨折可发生于伴有骨质疏松者。其表现如下：①晨僵，晨僵是指病变关节静止不动后出现较长时间（至少1h）的僵硬，活动受限，尤其是早晨更为明显，经活动后症状减轻。出现在95%以上的患者。晨僵持续时间与关节炎症程度呈正比，是观察本病活动程度的指标之一。由于关节滑膜炎及渗出，触诊时局部较软且肿胀。病变最终可侵犯大多数、甚至所有的滑膜关节；②严重病例可累及颞颌关节，但较少见（出现于1/4的患者），早期表现为讲话或咀嚼时疼痛加重，严重者有张口受限；③当病变侵及脊柱时，最常受累部位为颈椎，颈椎的可动小关节及其周围腱鞘受累出现颈痛、活动受限，有时因解剖位置而往往不易被检出，有时甚至因半脱位而出现脊髓受压。此时患者可出现呼吸功能障碍及四肢麻痹或瘫痪，可危及患者生命；④检查时可发现各种畸形，如尺侧偏斜、屈曲畸形、天鹅颈样畸形、纽扣花畸形等，肌肉萎缩（由于关节疼痛导致的失用性萎缩）及受累关节活动范围变小;⑤当腕部广泛受累时,可表现为腕管综合征。此时可出现正中神经受压,从而引起疼痛及麻木等感觉。关节周围组织压痛阳性。

关节肿痛和结构破坏都会引起关节的活动障碍。美国风湿病学院将因本病而影响了生活的程度分为四级。①Ⅰ级,能照常进行日常生活和各项工作;②Ⅱ级,可进行一般的日常生活和某种职业工作,但对参与其他项目活动受限;③Ⅲ级,可进行一般的日常生活,但参与某种职业工作或其他项目活动受限;④Ⅳ级,日常生活的自理和参与工作的能力均受限。

总之,本病的关节炎有以下特点:它是一个主要累及小关节,尤其是手关节的对称性多关节炎。病情多呈慢性且反复发作,病情发展和转归的个体差异性甚大,但如不给予恰当的治疗则逐渐加重,加重的速度和程度在个体之间差异亦很大。

4. 关节外表现。病情严重时可出现多种关节外表现,这些表现可危及患者生命。通常关节外表现的多少及轻重与类风湿关节炎的病期及病情严重程度有关。

(1) 类风湿结节。是本病较特异的皮肤表现,20%~30%的患者会出现类风湿结节,是类风湿关节炎最常见的关节外表现。浅表结节多位于关节隆突部及受压部位的皮下,如肘鹰嘴附近、前臂伸面、枕、跟腱等处。结节呈对称分布,质硬无压痛,大小不一,直径数毫米至数厘米不等,结节可消失或出现,其出现提示病情活动。深部结节可出现在肺部、心脏、肠道及硬脑(脊)膜。结节可发生液化,肺部的结节咳出后形成空洞。结节溃破后可并发感染,否则一般不引起不适症状。

(2) 类风湿血管炎。是关节外损害的基础,典型的病理改变为坏死性血管炎,主要累及病变组织的动脉,可出现在患者的任一脏器,如皮肤、肌肉、眼、肺、心、肾、神经等器官组织。当动脉发生血管炎时,可引起其所支配脏器或系统的缺血和功能障碍。皮肤受累时表现为甲床或指端小血管炎,少数发生局部缺血性坏死。查体可见指甲下或指端出现小血管炎,少数引起局部组织的缺血性坏死,应注意其坏死的数目及动态变化情况,若数目增多,提示血管炎损伤加重,否则为减轻的表现;同时应注意出现在下肢的较大的皮损,这些损伤常可导致溃疡形成,且由于血液循环不良,其愈合较为缓慢。由血管炎所导致的周围神经病变可表现为足下垂和感觉异常,尤以老年人多见。

(3) 肺部病变。肺部病变至少有六种类型,即胸膜炎、结节病、细支气管炎和肺炎、肺间质纤维化、动脉炎(肺动脉高压)及小气道病变。①胸膜炎,尸解证实胸膜受累可达50%以上,临床上多数患者无症状,约10%的患者可有阳性表现。为单侧或双侧性的少量胸水,偶为大量胸水而导致呼吸困难。胸水呈渗出性,糖含量很低;②结节样改变,肺内出现单个或多个结节,为肺内的类风湿结节的表现。结节有时可液化,咳出后形成空洞,或出现支气管胸膜瘘。

(4) 心脏并发症。心脏的并发症包括心包炎、心肌炎、心内膜炎、传导障碍、冠状动脉炎、心脏瓣膜病等,其中心包炎是最常见心脏受累的表现。

(5) 其他。①眼,眼的受累可出现虹膜炎、巩膜炎。评估时可发现患者单侧或双眼巩膜发红、瞳孔形状不规则;②本病的血管炎很少累及肾脏。若出现尿的异常则应考虑因抗风湿药物引起的肾损害,也可因长期的类风湿关节炎而并发的淀粉样变。如滥用非那西丁可引起肾乳头坏死,水杨酸盐、其他非甾体抗炎药可引起肾脏功能异常;金制剂和D-青霉胺可导致膜性肾病。

5. 相关综合征。在类风湿关节炎严重病例,可出现以下几种综合征的表现:①Sjogren综合征,可出现于30%~40%患者。口干、眼干的症状多不明显,必须通过各项检验方能证实有干燥性角、结膜炎和口干燥症;②Felty综合征,即类风湿关节炎伴有脾大、中性粒细胞减少,有的甚至贫血和血小板减少者称之;③Caplan综合征,尘肺患者患类风湿关节炎时更易出现多发肺结节,常突然出现,同时伴有关节症状的加重,称为Caplan综合征。最先见于煤矿工人或石棉工人。以上综合征可通过系统的身体评估和诊断性检查而确诊。

(三) 辅助检查

1. 影像诊断。

(1) 关节X线检查。以手指和腕关节的X线摄片最有价值。片中可见:关节周围软组织的肿胀阴影,关节端的骨质稀疏(Ⅰ期);关节间隙因软组织的破坏变得狭窄(Ⅱ期);关节面出现虫蚀样破坏性改变（Ⅲ期）；晚期可见关节半脱位和关节破坏后的纤维性和骨性强直（Ⅳ期）。

（2）其他。CT扫描有助于对颈椎受累的诊断，骨或关节扫描有利于对关节受累程度的评估。MRI可用于对脊柱疾病的诊断。

2. 实验室检查。

（1）类风湿因子。类风湿关节炎时约70% IgM型类风湿因子阳性，其滴度与本病的活动性和严重性呈比例。但其缺乏特异性，类风湿因子也可出现于正常人（约5%）、系统性红斑狼疮、原发性干燥综合征、系统性硬化病、亚急性细菌性心内膜炎、慢性肺结核、慢性肝病等其他疾病患者。同时，类风湿关节炎时类风湿因子仍有30%阴性，因此应结合临床综合判断。

（2）抗核抗体（ANA）。当抗核抗体出现阳性结果（滴度高于1:8）时，应进一步检测其各亚型的变化情况。与类风湿因子相似，ANA滴度与本病的活动性和严重性呈比例。但一般ANA阳性只见于较晚期病例。

（3）血沉。是一个观察滑膜炎症的活动性和严重性的指标，同时也可用于对疗效的观察。本身无特异性。

（4）血清补体。在急性期和活动期，患者血清补体均有升高，只有少数有血管炎者出现低补体血症。

（5）血清蛋白电泳。急性炎症时α-球蛋白可升高，慢性炎症时由于免疫球蛋白增多可导致γ-球蛋白升高。

（6）免疫球蛋白。免疫球蛋白可分为不同亚型。类风湿关节炎时由于需要免疫球蛋白G（IgG）与类风湿因子结合，因而类风湿关节炎时IgG可升高。

（7）其他。①C反应蛋白，是炎症过程中出现的急性期蛋白之一，它的升高说明本病的活动性；②血象，有轻至中度贫血。活动期患者血小板增高。白细胞及分类多正常；③依据疾病所累及器官、系统的不同，可选择适宜的检查内容。如当心脏受累时，可检测心肌酶谱的改变。

3. 其他检查。关节穿刺术既可获取关节滑液标本进行诊断性检查，也可通过降低关节腔压力而缓解疼痛。护理人员应注意给患者讲清楚穿刺的意义，如何做好术中配合。术后，护理人员应注意穿刺部位的观察（有无出血及滑液渗出），若有异常情况，应及时与医生联系。关节滑液检查显示患者关节腔内滑液量常超过3.5ml，滑液中白细胞明显增多，中性粒细胞占优势。典型的类风湿结节的病理改变有助于诊断。肌电图检查有助于对周围神经病变的诊断。肺部受累时可作肺功能检查。

（四）心理社会评估

类风湿关节炎是一种慢性致残性疾病，一般患病15年后，近50%的患者将完全失去生活自理能力。这种改变可导致患者家庭及社会角色的改变，如不能为家人备餐或失去性生活能力等。另外由于过度疲劳，可导致患者休息时间延长而不愿参加一些社会活动。有些病例，患者完全失去工作能力，无法给家人以经济支持。

身体的变化尚可引起自体形象紊乱及自尊低下。由于许多群体均以人们的身体形象等外表是否有吸引力等来判断人的价值，因而类风湿关节炎患者在公共场所时常会感到尴尬，导致患者出现悲哀、抑郁、甚至想自杀的心理。由于目前尚缺乏对本病的根治方法，对疾病的无法控制可导致患者出现失望感。

慢性疾病及疼痛可给患者、家属及其他相关人员带来巨大的困难，并可影响其生活质量。他们可出现诸如焦虑、恐惧、精神痛苦、悲观和失望等反应，患者不能应对所发生的一切。护理人员应详细评估家属及工作单位对患者及其所患疾病的态度，了解患者有无经济困难和付费的方式。

五、护理诊断及医护合作性问题

1. 慢性疼痛。与长期关节炎症有关。
2. 躯体移动障碍。与疲乏、疼痛、炎症及关节功能受损有关。
3. 自理缺陷。与关节功能障碍、疼痛、疲乏、僵硬等有关。

4. 疲乏。与机体不适状态、睡眠形态紊乱、进行日常活动时能量需求增多有关。

5. 自我形象紊乱。与失去机体功能控制有关。

6. 营养失调：低于机体需要量。与食欲缺乏、疲乏无力有关。

7. 性生活形态改变。与慢性疾病、疼痛及过度疲乏等有关。

8. 个人应对无效。与自理能力缺陷，慢性疾病过程，角色改变有关。

9. 持家能力障碍。与应对慢性疾病及支持系统不足有关。

10. 睡眠形态紊乱。与疼痛、生活规律改变、和/或抑郁等有关。

六、计划与实施

对类风湿关节炎患者治疗和护理的总体目标是：患者关节疼痛减轻或消失，舒适感增加；患者关节僵硬和活动受限减轻，能够适当活动（有或无助行器），并进行基本的生活自理活动（有或无辅助设施）；患者能够复述类风湿关节炎治疗和康复的知识；疲乏程度减轻；患者能接受自我形象的改变；患者及家属的焦虑程度减轻，生理和心理上舒适感有所增加。

综合护理措施包括：药物疗法的护理、休息、锻炼、关节功能的保护、热疗及对患者和家属的健康教育等。

（一）慢性疼痛的护理

1. 药物疗法。类风湿关节炎的治疗药物很多，但至今尚无特效药物。药物治疗的目的旨在缓解疼痛和控制疾病发展。常用药物包括非甾体抗炎药、慢作用抗风湿药、肾上腺皮质激素等。

（1）非甾体抗炎药。非甾体抗炎药是本病不可缺少的、非特异性的对症治疗的药物，可达到控制关节肿痛、晨僵和发热的目的，但不能改变疾病的自然病程，且其有效量与中毒量的差异较小。作用机制是通过抑制环氧酶以减少花生四烯酸代谢为前列腺素，而缓解炎症性疼痛。但由于其同时减少胃肠道前列腺素的合成，因而常可引起胃肠道不良反应，如消化不良、食欲减退、胃黏膜损伤及出血等。常用药物有阿司匹林，每日4~6g，分3~4次服用，血清浓度高时引起耳鸣时要减量。为减少胃肠道反应，可选用肠溶阿司匹林。此外，尚可选用吲哚美辛、布洛芬、萘普生及双氯芬酸等。

除前述消化系统不良反应外，久用此类药物尚可出现神经系统不良反应，如头痛、头晕、精神错乱、肝与肾毒性、水和钠潴留、抗凝作用以及皮疹等，尤其多见于老年患者，应注意观察，及早发现并处理。

用药护理措施如下：评估患者是否存在非甾体抗炎药的禁忌证，如阿司匹林过敏、消化性溃疡或胃炎、肾疾病、抗凝治疗等。由于此类药物可引起水、钠潴留，因而治疗之前应检查并记录患者的基础生命体征及体重情况。注意患者是否存在可影响此类药物作用的因素，如老年人伴有慢性器官功能不全或接受多种治疗、肾功能减退、接受甲氨蝶呤或利尿药治疗的患者等。按医嘱给药，饭后服用或与牛奶及食物同时服用，可减少胃肠道不良反应。监测药物疗效，如疼痛、红肿等是否减轻，以及活动度是否增加等。注意是否出现药物不良反应，包括：消化性溃疡及消化道出血、神志状态改变、肾功能障碍、骨髓抑制、白细胞减少症、贫血及血小板减少等。指导患者及家属：了解有关药物的疗效；按医嘱用药的重要性；观察药物的作用及可能的不良反应；若出现不良反应及时与医生联系。

（2）肾上腺皮质激素。抗炎作用强，能快速缓解症状，但不能根本控制疾病，停药后症状易复发。长期用药可造成停药困难的依赖性，易出现不良反应，如糖尿病、伤口愈合缓慢、易感染、水和电解质失衡、高血压、骨质疏松、青光眼等。停药后会出现严重的反弹症状。所以肾上腺皮质激素仅限于活动期有严重症状者，关节炎明显而又不能被非甾体抗炎药所控制的患者，或慢作用药尚未起效的患者使用。泼尼松每天30~40mg，症状控制后递减为10mg/d维持。

用药护理措施如下：评估患者是否存在用药的禁忌证，如消化性溃疡、青光眼、糖尿病或精神疾病等。治疗之前检查并记录患者的基础生命体征及体重，同时于用药期间常规监测二者的变化，并与基础水平比较。高血压和体重增加可能由水、钠潴留所致。做好出、入液量的监测，注意有无水肿。按医嘱给药，若单剂量用药时可于早晨一次服用。与食物共服可减少胃肠道不良反应的发生。监测药物的预期疗效，如抗感染、止痛及增加活动度等。注意是否出现药物不良反应，包括：易感染、高血糖、低血钾、水肿、高血压、心力衰竭征象、消化性溃疡及消化道出血、神志状态改变等，对于长期用药者应注意是否出现库欣综合征。指导患者及家属：了解有关药物的疗效；按医嘱用药的重要性；观察药物的作用及可能的不良反应；若出现不良反应及时与医生联系。

(3) 慢作用抗风湿药。这类药物包括：细胞毒类药物、金制剂、D-青霉胺、抗疟药、柳氮磺胺吡啶。起效时间长，可作用于病程中的不同免疫成分，并有控制病情进展的可能，因其抗炎作用小，多采用与非甾体抗炎药联合应用的方案。

1) 细胞毒类药物：甲氨蝶呤为一种价格便宜、毒性低且有效的治疗类风湿关节炎的细胞毒类药物，也是目前该类药物治疗类风湿关节炎的首选药物。不良反应有恶心、呕吐、口腔溃疡、肝脏毒性等。

2) 金制剂：尽管其作用机制不明，金制剂可改变病情和减轻疼痛及炎症。分注射及口服两种剂型，注射给药起效快，但可引起局部疼痛；口服制剂如金诺芬则较常用。不良反应包括：皮肤炎、口腔炎、骨髓抑制、蛋白尿、腹泻、恶心、呕吐等。

3) 抗疟药：羟氯喹是一种抗疟药，有时用于类风湿关节炎的治疗。用药后3~6个月开始起效，但作用不强。常见的不良反应有眼黄斑病和视力降低，用药期间应至少每半年查一次眼底。其他不良反应包括恶心、腹泻、皮疹、神经肌肉病变等。

4) 柳氮磺胺吡啶：起效慢，约50%患者于用药后3~6个月开始起效。常见的不良反应为恶心和呕吐，若开始用小剂量而逐渐增大剂量或停药后可消失。其他毒性则较为严重，如骨髓抑制、蛋白尿和肾病变等。

5) D-青霉胺：起效较慢，一般用药数周甚至数月起效，对类风湿关节炎的治疗作用不如金制剂。不良反应与金制剂类似。

(4) 其他止痛药。其他止痛药如对乙酰氨基酚、丙氧芬等可与非甾体抗炎药合用而增强其止痛效果。这类药物可引起头痛、头晕及嗜睡等。当患者伴有代谢水平降低时，可引起药物在体内蓄积，严重者可导致死亡。护理人员应教会患者识别药物的不良反应及毒性反应，出现以上情况及时与医生联系。

2. 休息、体位及冷热疗法。充足的休息，适当的体位，合理使用冷，热疗法等对疼痛的治疗至关重要。

规律地安排患者休息，有利于减轻患者疲乏和疼痛。休息时间的长短可根据疾病的严重程度及患者的个体差异等而调整。急性活动期应注意休息，保护关节功能，保持关节功能位。为了预防僵硬和不能移动，一般不必要绝对卧床休息。

冷热疗法可减轻僵硬、疼痛和肌肉痉挛，在进行冷、热敷时应避免直接与皮肤接触而造成皮肤损伤。冷疗主要适应于急性炎症期，治疗时应注意避免冻伤。为减轻疾病晚期发生的晨僵和疼痛，护理人员鼓励患者早晨起床后行温水浴，或用热水浸泡僵硬的关节，而后活动关节。

3. 其他止痛方法。其他可用于治疗类风湿关节炎的非药物性止痛疗法包括：经皮电刺激神经法、催眠术、针灸、磁疗及音乐疗法等。对紧张压力的处理在疼痛干预中的应用越来越广泛。

尽管尚未发现对类风湿关节炎的特殊饮食，但平衡膳食在类风湿关节炎的治疗中却有重要的作用。类风湿关节炎患者可补充以下食物：$\omega-3$脂肪酸（鲑鱼、金枪鱼中含量丰富）、鱼油胶囊（患者接受抗凝血疗法时禁用）及抗氧化的维生素A、C、E等。

4. 实验性治疗。脉冲（冲击）疗法及血浆置换是两种可用于类风湿关节炎治疗的实验性治疗方法。脉冲疗法是将大剂量药物经血管在数天内注入机体的方法；血浆置换则可清除患者血液中的抗体，调节自身免疫反应。对病情严重且危及患者生命时可二者同时使用。

5. 手术疗法。对于晚期有关节畸形失去关节功能的患者，可作关节置换或滑膜切除手术，以改善关节功能。

(二) 躯体移动障碍的护理

1. 锻炼。适当的运动、锻炼计划是整体治疗方案的一部分。该计划应有利于关节灵活性、关节强度及耐力等的恢复。对慢性期尤其是经治疗症状明显缓解时，护理人员应鼓励患者适当地进行主动锻炼或被动锻炼，可作肢体屈伸、散步、手部抓握、提举等活动，也可配合理疗、按摩，以增加局部血液循环、松弛肌肉、活络关节，防止关节废用。同时应注意其锻炼方式是否正确。活动强度应以患者能承受为限，活动过少可导致关节僵硬和肌肉无力；活动过多则可引起疼痛、炎症和关节损伤等。

2. 助行器的使用。评估患者是否需要助行器，如扶杖、扶车等。尽管患者一般并不喜欢使用或可能忘记如何正确使用，但正确使用的确可保护关节及防止疼痛。应告诉患者使应用助行器如扶杖及扶车的技巧，行走期间可适当休息。教会患者使用这些仪器，以增强其独立性。

3. 关节功能保护。保护关节功能在类风湿关节炎的治疗中与药物治疗同等重要。为保持关节功能、防止关节畸形和肌肉萎缩，护理人员可指导患者合理安排一天的活动及工作计划，教会患者用能减少关节受压的方式去完成日常活动。此目的可通过改变完成任务的方式及用特殊仪器辅助等方法而达到。

4. 其他。护理人员应合理安排各项护理操作，如晨间护理及其他护理操作等应在患者晨僵恢复后进行。肯定和强调患者在行走方面的能力和强度。

（三）自理缺陷的护理

评估患者的自理能力，以了解患者哪些日常活动能够独立完成，哪些需要他人协助完成。根据患者活动受限的程度，给患者以必要的协助，做好患者的生活护理。确保已满足患者生活需要，并评估其是否需要辅助性器械等，如对穿衣有困难者是否需要可相应加长手臂或其他适宜的医疗机械辅助器。若可能，鼓励患者用大肌群及大关节，以替代小关节的功能。职业治疗对帮助患者建立和恢复自理能力非常重要。护理人员可请职业治疗师协助患者进行自理能力的训练。肯定患者进行生活自理的能力。教会患者在活动期间进行适当休息。评估患者完成活动时的疼痛状况，并给予适当处理。

（四）疲乏的护理

评估疲乏的原因及程度。鼓励患者处理好活动与休息的平衡。强调日间有计划地休息的重要性。教会患者一些节能技巧，如分清活动的重要程度，一般可将重要的工作最先完成。鼓励患者参与日常活动。介绍给患者一些咨询处或支持群体。评估其营养及睡眠形态。

（五）自我形象紊乱的护理

护理人员应表达对患者的关心，及接受患者的态度。鼓励患者表达自身的感受，给予患者及家属心理上的支持。在可能的情况下，让患者参与制订护理计划，给患者提供适当的选择以让其做出决定。尽可能鼓励患者保持其自理及日常角色能力等。教会患者使用一些可增强其独立性的辅助性器械。对患者的自理能力及适应性技巧给予肯定性反馈。向患者介绍一些自助小组、支持群体，及其他可提供辅助性器械及有关宣传资料的机构。

（六）健康教育

1. 类风湿关节炎的预防。目前尚无有效预防类风湿关节炎的方法，此方面的健康教育内容应包括：做好类风湿关节炎早期症状的宣传教育，以提高早期诊断和治疗的机会；类风湿关节炎是一个典型慢性、进行性发展的疾病，帮助患者及家属了解疾病的性质、病程和治疗方案，取得其合作至关重要。

2. 家庭护理管理。类风湿关节炎患者通常在家进行治疗。家庭护理的准备依患者病情而定，如对于有活动受限而需用轮椅的患者，可能需要家庭居住结构方面的改进，包括加宽门的宽度及卫生间的改建等。

3. 患者及家属教育。由于疾病的长期发展，患者及家属可能四处求医，护理人员应特别注意指导以免患者上当受骗；同时应帮助患者、家属及其他相关人员了解药物治疗、关节功能的保护、节约体能、休息与锻炼等对类风湿关节炎治疗的重要性。

帮助患者及家属了解疾病的性质，讲明尽管关节受累最为常见，但类风湿关节炎为一全身系统性疾病。强调自觉遵医嘱服药，指导用药方法和注意事项，不要随便停药、换药、减增药量，坚持治疗的重要性。鼓励患者及家属参与对治疗及护理方案的制订。强调休息和治疗性锻炼的重要性，养成良好的生活方式和习惯，每天有计划地进行锻炼，增强机体的抗病能力，保护关节功能，防止废用。教会他们合理使用冷、热疗法以减轻疼痛及增强舒适感。病情复发时，应及早就医，以免重要脏器受损。定期来院复查。通过给患者家属讲解类风湿关节炎的相关知识及治疗效果，使其理解患者为何不能进行日常生活活动（尽管外表可能正常）。教会患者使用辅助性器械，以增强其自理能力。

4. 心理社会准备。由于受慢性疾病的影响，患者情绪可有反常表现；由于对其生活失去控制能力及依赖性的增强，患者可表现为自尊低下且难以改善。有些患者则对其健康状态持否定态度，如坚持生活自理而不愿接受帮助。护理人员应教育患者及家属正确认识疾病，讲明适当请求帮助对于防止关节进一步损伤及病情的恶化至关重要。同时患者发现其社会及工作角色也会因类风湿关节炎而受影响，由于无法工作而导致的经济来源减少也会给患者带来心理压力。除前面已述及的有关护理措施外，护理人员可指导那些应对非常困难的患者向心理医生或精神病学专家咨询，以帮助他们找到重新调整、适应的方法。

七、护理评价

患者主诉关节疼痛减轻或消失，舒适感增加；患者掌握了缓解僵硬的方法，关节疼痛、僵硬程度减轻，关节活动受限的状况得到改善，能进行适度的关节活动，能独自进行穿衣、进食、如厕等日常生活活动或参加工作；患者了解了类风湿关节炎治疗和康复的知识，能积极配合治疗；患者掌握了节省体力、减轻疲劳的措施，有充沛的体力参加活动；患者接受了自我形象的改变，乐观地重新面对生活；患者及家属叙述其焦虑程度减轻，生理和心理上舒适感有所增加。

参考文献

[1] 刁永书,文艳秋,陈林,等.肾脏内科护理手册[M].第2版.北京:科学出版社,2016.

[2] 唐英姿,左右清.外科护理[M].上海:上海第二军医大学出版社,2016.

[3] 郎红娟,侯芳.神经外科专科护士实用手册[M].北京:化学工业出版社,2016.

[4] 陈茂君,蒋艳,游潮.神经外科护理手册[M].北京:科学出版社,2015.

[5] 陈金宝,刘强,姜桂春.肿瘤护理学[M].上海:上海科学技术出版社,2016.

[6] 刘梦清,余尚昆.外科护理学[M].北京:科学出版社,2016.

[7] 潘瑞红.专科护理技术操作规范[M].湖北:华中科技大学出版社,2016.

[8] 孟共林,李兵,金立军.内科护理学[M].北京:北京大学医学出版社,2016.

[9] 赵艳伟.呼吸内科护理工作指南[M].北京:人民卫生出版社,2016.

[10] 丁淑贞.心内科护理学[M].北京:中国协和医科大学出版社,2015.

[11] 李娟.临床内科护理学[M].西安:西安交通大学出版社,2014.

[12] 李艳梅.神经内科护理工作指南[M].北京:人民卫生出版社,2016.

[13] 张欣.妇产科护理[M].北京:中国中医药出版社,2015.

[14] 张静芬,周琦.儿科护理学[M].北京:科学出版社,2016.

[15] 陆一春,刘海燕.内科护理学[M].北京:科学出版社,2016.

[16] 王兰.肾脏内科护理工作指南[M].北京:人民卫生出版社,2015.

[17] 杨海新,郝伟伟,赵素婷.神经内科实用护理[M].北京:军事医学科学出版社,2015.

[18] 翁素贞,叶志霞,皮红英.外科护理[M].上海:复旦大学出版社,2016.

[19] 池晓玲.手术室护理实践指南[M].北京:人民卫生出版社,2015.

[20] 姚景鹏,吴瑛,陈垦.内科护理学[M].北京:北京大学医学出版社,2015.

[21] 游桂英,方进博.心血管内科护理手册[M].北京:科学出版社,2015.

[22] 张铭光,杨小莉,唐承薇,等.消化内科护理手册[M].第2版.北京:科学出版社,2015.

[23] 沈翠珍.内科护理[M].北京:中国中医药出版社,2016.

[24] 刘玲,何其英,马莉.泌尿外科护理手册[M].北京:科学出版社,2015.